妇科玉尺

清·沈金鳌 原著

郭瑞华 点校

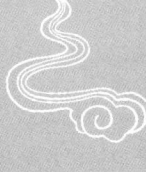

天津出版传媒集团

天津科学技术出版社

图书在版编目（CIP）数据

妇科玉尺 /（清）沈金鳌原著；郭瑞华点校. -- 天津：天津科学技术出版社，2000.07（2025.3 重印）

（实用中医古籍丛书）

ISBN 978-7-5308-2816-8

Ⅰ.①妇… Ⅱ.①沈… ②郭… Ⅲ.①中医妇科学 Ⅳ.① R271.1

中国版本图书馆 CIP 数据核字 (2000) 第 21521 号

妇科玉尺

FUKE YUCHI

责任编辑：胡艳杰

出　　版：	天津出版传媒集团
	天津科学技术出版社
地　　址：	天津市西康路 35 号
邮　　编：	300051
电　　话：	(022) 23332695
网　　址：	www.tjkjcbs.com.cn
发　　行：	新华书店经销
印　　刷：	北京捷迅佳彩印刷有限公司

开本 787×1092　1/32　印张 9.875　字数 119 000
2025 年 3 月第 1 版第 5 次印刷
定价：46.00 元

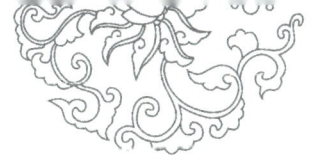

内容提要

《妇科玉尺》是清代沈金鳌编撰。全书共有六卷,分为求嗣、月经、胎前、小产、临产、产后、带下、崩漏、杂病九篇。每篇先有概述,次列脉法,后附方剂,间有按语。概述与脉法皆采自古典医籍,多至精至当之论。选方皆屡用屡效之验方,按语则是沈氏个人见解与心得体会。

本书重点突出,论理透彻,理法方药俱备,是一部非常实用的妇科临床专著。

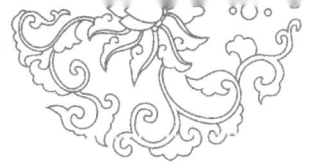

点校说明

《妇科玉尺》是一部妇产科专著,清·沈金鳌撰著,约成书于清乾隆三十九年(1774年)。

沈金鳌(1717—1776),字芊绿,号汲门,又号再平,晚号尊生老人。清代江苏无锡人。早年习儒、博通经史,兼工诗文、医卜之术。年近40岁时仍未考取功名,发奋曰:"不为良相,当为良医。"肆力于《灵》《素》、仲景诸书,又深得名医孙庆曾之传,遂专以医名世。沈氏一生临床经验丰富,男、妇、大小之病证皆治之有验,且著作颇丰。著有丛书《沈氏尊生书》七十二卷,包括《脉象统类》《诸脉主病诗》《杂病源流犀烛》《伤寒论纲目》《妇科玉尺》《幼科释迷》《要药分剂》约7种。

《妇科玉尺》为沈氏采集前人之说，参以己见，相互考订而成书。全书共六卷，分为求嗣、月经、胎前、小产、临产、产后、带下、崩漏、杂病九篇。每篇先述总论，次列脉法，后附方剂，间有按语。总论、脉法皆采自古典医籍，多是至精至当之论。选方多临床屡用屡效之验方。按语则是沈氏的个人见解。本书重点突出，论理透彻，理法方药俱备，是一部十分实用的妇科临床著作。

《妇科玉尺》一直有两种方式流传，一是丛书本，即《沈氏尊生书》本，二是单行本。本次整理，以清乾隆三十九年甲午（1774年）刻本为底本，以《沈氏尊生书》清乾隆四十九年甲辰（1784年）锡山奇氏安徽刻本为主校本。以《褚氏遗书》《千金要方》《妇人大全良方》《兰室秘藏》《校注妇人良方》《景岳全书》《古今医统大全》等为参校本。所遇问题依下列原则处理。

1. 采用现代标点方法，对原书进行了重新分段与句读。

2. 凡底本与校本互异，显系底本有误者，据校本改正之，出校说明，校本有误者不予处理。

3. 若底本与校本文互异，难以定夺是非者，保持底本原文，出校将校本异文列举，以供读者参考。

4. 凡底本校本同，与他校之书原文互异者，有损文义之字，据所引之书原文改正之，出校说明。无损文义者不予处理。

5. 若底本、校本、他校本文虽一致，但显系错误者，以文理、医理正之，改正原文，出校说明。

6. 原目录与正文标题出入较大,今据正文补充编排。

水平所限,错谬难免,敬请指正。

郭瑞华

2000年元旦于泉城

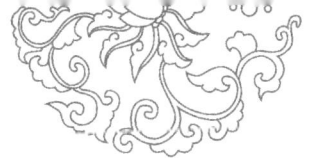

自　序

尺者，划分寸、量短长，取其准也。尺而以玉为之，分寸所划，坚久不磨，尤准之准也。余窃思短长之数，必取准于尺。于物然，于病亦然，于妇女之病更无不然。何则？妇女深居闺房，则情不畅，妇女见地拘局，则识不开。妇女以身事人，则性多躁。妇女以色悦人，则心偏妒。稍有不遂，即为忧思，忧思之至，激为怨怒，不知忧则气结，思则气郁，怨则气沮，怒则气上，血随气行，故气逆而血亦逆，血气乖争，百疾于是乎作。及其疾作，又苦不自知，即或知之，而幽私隐曲，又不肯自达，且多掩蔽。于是其家一委之医。医一凭之脉，而此翕翕跳动之脉，欲藉以测妇女幽私，达妇女隐曲，毫厘千里，贻祸不小，岂非妄意揣度，而未知用玉尺以量之，且用玉尺以求得其准乎。昔者仓公诊女子，知其欲男子不得,脉出鱼际一寸,是以玉尺量准者也。古来如仓公之医者不乏,亦皆量以玉尺而能准者,举古人为法,求得其准焉,夫何幽私隐曲之不可达哉！虽然,言医之书甚繁,其不能读者无论已。有能读者,苟非识精见卓,确有把持,将此纷纷聚讼者,何自援以为准,余故不惮参稽,著为妇科六卷。所言诸病,必按脉切症,要于的当,不失幽私隐曲之所在。摘录前人之语及方,悉皆至精至粹,百用百效者,以是而当尺之分寸。庶几如玉所划,坚久不磨,取以量妇女病,应无不得其准之准者欤！

乾隆甲午清明前二日无锡沈金鳌自书

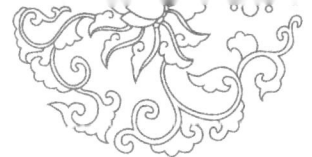

凡　例

一妇女病,倍多于男子,其原不外经、产、崩、带数大端。故是书篇目,虽止有九,而一切病,皆统于是矣。

一每篇正文,皆充类至尽,似无遗证,然病变无方,或有未备者,又当临时裁度,因势酌方,不可拘泥。岳武穆云:运用之妙,存乎一心,兵法也,亦医法也。

一妇科书本言妇女病,若求嗣一款,则兼言男女,故列于首篇。

一崩漏虽属血病,然非专由经也,前人往往杂于经病中,非是,余故次于产后病下。

一小产原是胎前之患,不得以大产、小产递及,今列于临产前者,明其病属于胎前也。

一每篇正文后,前人论说,必择至精且当,归于一是者,然后采录,期免矛盾之诮。

一所采古方,除试验获效外,其余必取方药之性味,按合所主之症,再四考订,果属针对不爽,才敢载笔,稍觉阻碍,即弃去。虽分量多寡,亦必筹较,未敢轻心相掉,贻误将来也。

一方有与症相合,本文及前论,却俱未引及者,亦附录备考,不肯割爱云尔。

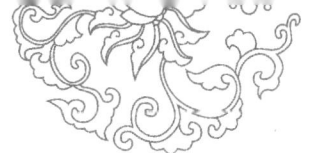

目　　录

卷一 …………………………………… 001
  求嗣 ………………………………… 001
    脉法 ……………………………… 003
    进火有法 ………………………… 004
    择鼎有诀 ………………………… 006
    男女情兴 ………………………… 007
    氤氲有时 ………………………… 008
    胎孕所由 ………………………… 009
    炼精之法 ………………………… 011
    秦桂丸辨 ………………………… 011
    无子之由 ………………………… 012
    治男女求嗣方 …………………… 015
    附前人效方 ……………………… 018
  月经 ………………………………… 022
    脉法 ……………………………… 027

I

月水不调 ·········· 028

月闭 ·········· 031

经血暴下 ·········· 036

来止腹痛 ·········· 036

血色痛块 ·········· 039

热入血室 ·········· 040

室女寡妇师尼 ·········· 041

治月经病方 ·········· 044

卷二 ·········· 061

胎前 ·········· 061

脉法 ·········· 074

恶阻 ·········· 076

胎动不安 ·········· 076

胎漏 ·········· 079

妊娠伤寒 ·········· 079

孕痈 ·········· 082

产前白带 ·········· 083

预防难产 ·········· 084

双胎品胎鬼胎 ·········· 084

胎前不治症 ·········· 085

逐月养胎方 ·········· 086

受胎保护 ·········· 092

II

治胎前病方 ……………………… 093
　　秦氏世传逐月养胎方 …………… 118

卷三 ……………………………………… 122
　小产 ……………………………………… 122
　　脉法 ……………………………… 123
　　堕胎 ……………………………… 124
　　治小产病方 ……………………… 129
　临产 ……………………………………… 132
　　脉法 ……………………………… 136
　　产难 ……………………………… 137
　　死胎 ……………………………… 139
　　胞衣不下 ………………………… 140
　　催生法 …………………………… 141
　　临产斟酌 ………………………… 141
　　《达生篇》说 …………………… 149
　　临产逐条要论 …………………… 150
　　治临产病方 ……………………… 152
　　附前人效方 ……………………… 163

卷四 ……………………………………… 165
　产后 ……………………………………… 165
　　脉法 ……………………………… 177
　　产后脉症总论 …………………… 178

虚极生风	187
感冒风邪	187
产后用药	190
产后要论	194
产后当知	196
治产后病方	198

卷五 …… 221

带下 …… 221

脉法	226
带下原由症治	227
治带下病方	234

崩漏 …… 243

脉法	249
崩漏原由症治	250
治崩漏病方	255
附录前人效方	263

卷六 …… 264

妇女杂病 …… 264

脉法	274
虚劳原由症治	274
室女劳瘵	278
蓐劳症治	279

积聚癥瘕症治 …………………… 280

乳疾形症 ………………………… 281

治妇女杂病方 …………………… 282

附录前人效方 …………………… 294

卷 一

求 嗣

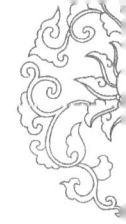

有夫妇,则有父子。婚配之后,必求嗣续。固已。而求嗣之术,不越男养精、女养血两大关键。盖男精女血,因感而会,精成其子,万物资始于乾元也;血成其胞,万物资生于坤元也。阴阳交媾,胎孕乃凝,理固然也。养精之法有五。袁了凡云:一须寡欲,二须节劳,三须息怒,四须戒酒,五须慎味。盖肾为精府,凡男女交接,肾气必为震动,肾动则精随以流,外虽未泄,精已离宫。未能坚忍者,必有真精数点,随阳之痿而溢出。故贵寡欲。精成于血,如目劳于视,则血于视耗。耳劳于听,则血于听耗。心劳于思,则血于思耗。吾随事节之,则血得其养。故贵节劳。肾主闭藏，肝主疏泄，二脏皆有相火，而其系上属于心。心，君火也。怒则伤肝而相火动，动则疏泄者用事，而闭藏不得其职，虽不交易，亦暗流而潜耗。故贵息怒。酒能动血，人饮酒，则面赤手足红，是扰其血而奔驰之也。血气既衰之人，数月保养，精得稍厚，然使一夜大醉，精随荡矣。故贵戒酒。浓郁之味，不能生精。淡泊之味，乃能补精。盖万物皆有真味。调和胜，则真味衰。不论腥素，但煮之得法，自有一段冲和恬淡之气。盖人肠胃能啖食谷味，最能养精，故贵慎味。此其大要也。至于炼精有法，服药有方，宜五子衍宗丸、阳起石丸、续嗣丹、温肾丸，则又当遵而行之。养血之法，莫先调经。其法方另详经脉门。盖经不调，则血气乖争，不能成孕。每见妇人之无子者，其经必或前或后，或气虚而多，或血虚而少且淡，或虚而行后作痛，或滞而将行作痛，及凝块不散，或滞而挟热挟寒，至色成紫黑，皆当斟酌用药，直至积行滞去虚回,方能受孕。娄全善治经不调,只一味香附末,醋丸服之,谓为百发百中之剂,以能调气血也。然或子宫多冷,宜琥珀调经丸、暖宫丸、螽斯丸、济阴丹。冲任多伤,宜温经汤、加味养荣丸,并宜治之。若夫配合之强弱,男女之疾病,交会之禁忌,时日之协期,皆一一不可忽。

脉　　法

《脉经》曰:男子脉微弱而涩,为无子,精气清冷也。妇人少腹冷,恶寒,少年者得之,为无子。年大者得之,为绝产。肥人脉细,胞有寒,故令少子。色黄者,胸中有寒。

《素问》曰:督脉生病,其女子不孕。注曰:督与冲任并起于胞间也。

龚信曰:求嗣之脉,专责于尺。右尺偏旺,火动好色,左尺偏旺,阴虚非福。惟沉滑匀,易为生息。微涩精清,兼迟冷极。若见微濡,入房无力。女不好生,亦尺脉涩。

陈氏士铎曰：脉有十二经，不宜太过而数，数则热。不宜不及而迟，迟则寒。不宜太无力而虚，乃正气正血虚也。不宜太有力而实，乃正虚而火邪乘以实之也。亦有男女上热下寒、表实里寒、而未得孕者，宜睡时服凉膈药以清上，早服补药以温下，暂进升散药以达表，久服厚味药以实里。又有女人气多血少，寒热不调，月水先后，白带频下而无子者，皆当诊脉而以活法治之。

进火有法

孙思邈曰：进火之时，当至阴节间而止。不尔，则过子宫矣。盖深则少阴之分，肃杀之方，何以生化？浅则厥阴之分，融和之方，故能发生。所以受胎之处，在浅而不在深也。非月经往来后，皆不可用事，惟经后一日男、二日女、三日男，此外皆不成胎。大风雨、大寒暑、阴晦、日月蚀，皆不可交接。所生男女痴聋，四体不完。

万全曰：诀曰，玉湖须浅泛，重载却成忧，阴血先参聚，阳精向后流，血开包玉露，平步到瀛洲。浅泛者，即素女论所谓九浅一深之法也。盖男女交媾，浅则女美，深则女伤。故云重载即成忧。

又曰：《养生经》云，交合之时，女有五伤之候，一者阴户尚闭不开，不可强刺，刺则伤肺。二者女兴已动欲男，男或不从，兴过始交，则伤心，心伤则经不调。三者少阴而遇老阳，玉茎不坚，举而易软，虽入不得摇动，则女伤其目，必至于盲。四者经水未尽，男强逼合，则伤其肾。五者男子饮酒大醉，与女交合，茎物坚硬，久刺不止，女情已过，阳兴不休，则伤腹。五伤之候，安得有子？

又曰：未交之时，男有三至，女有五至。男子三至者，谓阳道奋昂而振者，肝气至也。壮大而热者，心气至也。坚劲而久者，肾气至也。三至俱足，女心之所悦也。若痿而不举，肝气未至也，肝气未至而强合,则伤其筋,其精流滴而不射矣。壮而不热者,心气未至也。心气未至而强合,则伤其血,其精清冷而不暖矣。坚而不久者,肾气未至也,肾气未至而强合,则伤其骨,其精不出,虽出亦少矣。此男子求子所贵清心寡欲,以养肝心肾之气也。

女子五至者,面上赤起,眉厣乍生,心气至也。眼光涎沥,斜视送情,肝气至也。低头不语,鼻中涕出,肺气至也。交颈相偎,其身自动,脾气至也。玉户开张,琼液浸润,肾气至也。五气俱至,男子方与之合,而行九浅一深之法,则情洽意美,其候亦有五也。娇吟低语,心也。合目不开,肝也。咽干气喘,肺也。两足或屈或伸,仰卧如尸,脾也。口鼻气冷,阴户沥出沾滞,肾也。有此五候,美快之极。男子识其情而采之,不惟有子,且有补益之助。

择鼎有诀

万全曰:骨肉莹光,精神纯实,有花堪用。五种不宜:一曰螺阴,户外绞如螺蛳样旋入内;二曰文阴,户小如箸头,只可通溺,难为交合,名曰石女;三曰鼓花,头绷急似无孔;四曰角花,头尖削似角;五曰脉,或经脉未及十四而先来,或十五六而始至,或不调,或全无。此五种无花之器,不能配合,焉能结成胎孕也哉!

男女情兴

万全曰:天地氤氲,万物化醇,男女媾精,万物化生。诚哉是言也。男女胥悦,阴阳交通,而胚胎成矣。尝观《周颂》云:思媚其妇,有依其士。则夫妇亲爱之情,虽在田野,未之忘也。故于衽席之间,体虽未合,神已先交。阳施阴受,血开精合,所以有子。苟夫媚其妇,而女心未惬,则玉体才交,琼浆先吐,阳精虽施,而阴不受矣。妇依其夫,而士志或异,则桃浪徒翻,玉露未滴,阴血虽开,而阳无入矣,阴阳乖离,成天地不交之否。如之何其能生化万物哉?

又曰:男女情动,彼此神交,然后行

之,则阴阳和畅,精血合凝,有子之道也。若男情已至,而女情未动,则精早泄,谓之孤阳。女情已至,而男情未动,则女兴已过,谓之寡阴。《玉函经》云:孤阳寡阴即不中。譬诸鳏夫及寡妇,谓不能生育也。

氤氲有时

袁了凡云:天地生物,必有氤氲之时,万物化生,必有乐育之时,猫犬至微,将受孕也,其雌必狂呼而奔跳,以氤氲乐育之气,触之而不能自止耳。此天地之节候,生化之真机也。《丹经》云:一月止有一日,一日止有一时,凡人一月经行一度,必有一日氤氲之候。于一时辰间,气蒸而热,昏而闷,有欲交接不可忍之状,此的候也。于此时逆而取之则成丹,顺而取之则成胎。其曰:三日月出庚。又曰:温温铅鼎,光透帘帏。皆言其景象也。当欲情浓动之时,子宫内有如莲花蕊者,不拘经尽几日,自然挺出阴中,如莲蕊初开,内人洗下体,以指探之自知也,但含羞不肯言耳。

男子须预密告之,令其自言,则一举即中矣。

鳌按:此氤氲之时,交合成胎,亦偶然耳,非若经尽受胎之期为有准也,以其另成一法,故录之以备用。

胎孕所由

孙思邈云:褚氏云:男女之合,二情交畅,阴血先至,阳精后冲此所谓先后只在一时辨之。血开裹精,精入为骨,而男形成矣。阳精先入,阴血后参,精开裹血,血入为本,而女形成矣。阳气聚面,故男子面重,溺死必伏。阴气聚背,故女子背重,溺死必仰。阴阳均,为非男非女之身,精血散分,成骈胎品胎之兆。父少母老,产女必羸。母壮父衰,生男必弱。古之良工,首察乎此。与之补之,补羸女则养血壮脾,补弱男则壮脾节欲。羸女宜及时而嫁,弱男宜待壮而婚。此疾外所务之本,不可不察也。

鳌按:褚氏男女成形之说,最为精确。若东垣丹溪辈以胎系之,属左为男,属右为女,立论恐未当,故弗录。

万全曰：男子以精为主，女子以血为主。阳精溢泻而不竭，阴血时下而不愆。阴阳交畅，精血合凝，胚胎结而生育滋矣。不然，阳施不能下应于阴，阴亏不能上从乎阳，阴阳抵牾，精血乖离，是以无子。昧者不知此方，且推生克于五行，蕲补养于药饵，以伪胜真，以人夺天，虽孕而不育，育而不寿者众矣。

又曰：求子者，男当益其精而节其欲，使阳道之常健。女当养其血而平其气，使月事之时下。交相培养，有子之道也。

又曰：妇人血经方绝，金水才生，此时子宫正开，乃受精结胎之候，妙合太和之时。过此佳期，则子宫闭而不受胎矣。男女之分，各有要妙存焉。如月信方绝，一三五日交合者成男，二二四六日交会者成女，过此不孕。

鳌按： 过期则子宫闭而不受胎，非子宫之闭，子宫之气闭也。

炼精之法

《保生书》曰：炼精者，全在肾家下手。内肾一窍名元关；外肾一窍名牝户。真精未泄，乾体未破，则外肾阳气至子时而兴。人身之气，与天地之气两相吻合。精泄体破，而吾身阳生之候渐晚，有丑而生者，有寅而生者、有卯而生者，有终不生者，始与天地不相应矣。炼之之诀，须夜半子时，即披衣起坐，两手搓极热，以一手将外肾兜住，以一手掩脐，而凝神于内肾。久久习之，而精旺矣。

秦桂丸辨

朱震亨曰：医者昧于无子之起于何因，遂以秦桂丸之温谓可用，致受燔灼之祸。何者？阳精之施，阴血能摄，精成其子，血成其胞，胎孕乃成。今妇人无子，率由血少不足以摄精也。血少固非一端，然必调补阴血，使无亏欠，乃可成胎。何乃径用热剂，煎熬脏腑，血气沸腾，经来必转紫黑,渐成衰少。始则饮食骤进,久则口苦而干,病且蜂起,焉能成胎? 纵然生子,亦多不寿。以秦桂丸能耗损天真之阴也。戒之慎之。

又曰:妇人无子者,多由血少不能摄精。俗医悉谓子宫虚冷,投以辛热之药,致祸不旋踵。或有服艾者,不知艾性至热,入火灸则下行,入药服则上行,多服则致毒,咎将谁挽?

无子之由

陈士铎曰:凡男不能生子,有六病。女不能生子,有十病。

六病维何? 一精寒也。二气衰也。三痰多也。四相火盛也。五精少也。六气郁也。精寒者,肾中之精寒,虽射入子宫,而女子胞胎不纳,不一月而即堕矣。气衰者,阳气衰也,气衰而不能久战,以动女之欢心,男精已泄,而女精未交,何能生物乎! 精少者,虽能入而精必衰薄,胞胎之口大张,些少之入,何能餍足! 故随入而随出矣。痰多者,多湿也。多湿则精不纯矣,夹杂之精,纵然生子,必致夭丧。相火甚者,过于久战,女情已过,而男精未施,及男精施而女兴寝,又安能生育哉!气郁者,肝气郁塞,不能生胞中之火,则怀抱忧愁,而阳事因之不振,或临炉而兴已阑,或对垒而戈忽倒,女子之春思正浓,而男子之浩叹顿起,柴米之心难忘,调笑之言绝少,又何能种玉蓝田哉!故精寒者温其火,气衰者补其气,痰多者消其痰,火盛者补其水,精少者益其精,气郁者舒其气。则男之无子者,可以有子,不可徒补其相火也。

十病维何?一胞胎冷也。二脾胃寒也。三带脉急也。四肝气郁也。五痰气盛也。六相火旺也。七肾水亏也。八任督病也。九膀胱气化不行也。十气血虚而不能摄精也。胞胎之脉,所以受物者也。暖则生物,而冷则杀物矣。纵男子精热而时入之,安能茹之而不吐乎?脾胃虚寒则带脉之间必然无力，精即射入胞胎，又安能胜任乎？带脉宜迟不宜急，脉急者由于腰脐不利也。腰脐不利则胞胎无力，又安能载物乎？肝气郁则心境不舒，何能为欢于床笫？痰气盛者必肥妇也，毋论身肥，则下体过胖，子宫缩入，难以受精。即或男甚健，鼓勇而战，精射直入，而湿由膀胱，必有泛溢之虞。相火旺者，过于焚烧，焦干之地，又苦草木难生。肾水亏者子宫燥涸，禾苗无雨露之濡，亦成萎黄，必有堕胎之患。任督之间，倘有疝瘕之症，则物不能施，因外有所障也。膀胱与胞胎相近，倘气化不行，则水湿之气，必且渗入胞胎而不能受孕。女子怀胎，必气血足而后能养。倘气虚则阳衰，血虚则阴衰，气血双虚则胞胎下堕而不能升举，小产之不免也。故胞胎冷者温之；脾胃寒者暖之；带脉急者缓之；肝气郁者开之；痰气盛者消之；相火旺者平之；肾气衰者补之；任督病者除之；膀胱气化不行者，助其肾气；气血不能摄胎者,益其气血。则女之无子者,亦可以有子。而不可徒治其胞胎为也。

治男女求嗣方

五子衍宗丸 治男子无嗣。

杞子九两　酒浸菟丝子七两　覆盆子五两　车前子三两　五味子一两

蜜丸。酒下九十九。临卧盐汤下五十九。春丙丁巳午,夏戊己辰戌丑未,秋癸亥子,冬甲乙寅卯日。并须上旬晴日修合。忌僧尼寡妇孝服六畜不净之物。惯遗精者去车前,以莲子代之。

阳起石丸 治丈夫精清精冷,是以无子。

阳起石煅,另研　菟丝子酒制　鹿茸酒蒸,焙干,另研　天雄炮　韭子炒　酒苁蓉各一两　覆盆子酒浸　桑寄生　石斛沉香　原蚕蛾酒炙　五味子各五钱

酒煮糯米糊丸。空心盐汤下。

续嗣丸 丈夫无子宜服。

黄肉　天冬　麦冬各二两半　补骨脂四

两　菟丝子　杞子　覆盆子　蛇床子　韭子　熟地各两半　龙骨　牡蛎　黄芪　当归　锁阳　山药各一两　人参　杜仲各七钱半　陈皮白术各五钱

黄狗外肾酥炙二对，为末，用紫河车一具蒸制，同门冬、地黄捣为丸。每百丸，早晚各以盐汤、酒任下。

温肾丸　无子宜服。

熟地　萸肉各三两　巴戟二两　当归　菟丝子　鹿茸益智仁　生地　杜仲　茯神　山药　远志　续断　蛇床子各一两

蜜丸。酒下。精不固，倍鹿茸，加龙骨、牡蛎。

琥珀调经丸　治妇人胞冷无子。能令经正。

香附一斤，童便、醋分浸九日，和熟艾四两，再加醋五碗煮干　川芎　当归　白芍　熟地　生地　没药各二两　琥珀一两

醋糊丸。艾醋汤下。

暖宫螽斯丸　治妇人无子。

厚朴两二钱半　吴萸　茯苓　白芷　白薇　白附子　石菖蒲　肉桂　人参　没药各一两　酒当归　细辛　乳香　酒牛膝各七钱半

蜜丸。酒下一二十丸。壬子日修合，一名壬子丸。

济阴丹　治数经堕胎、胞冷无子，皆冲任虚冷。胞内宿挟疾病，经不调，或崩带三十六疾，致孕育不成。亦治产后百病。

苍术八两　香附　熟地　泽兰各四两　蚕退纸　人参桔梗　石斛　藁本　秦艽　甘草各二两　当归　肉桂　干姜细辛　丹皮　川芎各两半　木香　茯苓　京墨煅　桃核仁各一两　川椒　山药各七钱半　糯米炒，一升　大豆黄卷炒半升

蜜丸。每两作六丸。每丸细嚼，酒或醋汤下。

温经汤　治冲任虚，月经不调，或曾半产，瘀血停留，唇口干燥，五心烦热，少

腹冷痛,久不受胎。

炮附子　当归等分

每咀片三钱,空心煎服。

加味养荣丸　治经来前,外潮内烦,咳嗽食少,头昏目眩,带下、血风血气,久无子,及一切痰火等症。服之受孕,亦治胎动胎漏,常服可不小产。

熟地　当归　白术炒各二两　白芍　川芎　黄芩　香附各一两半　陈皮　贝母　麦冬　茯苓各一两　阿胶七钱　甘草五钱　黑豆去皮炒四十粒

蜜丸。酒下忌猪血。

附前人效方

大黄圆　治带下百病无子。

川芎五两　大黄切炒黑　柴胡　朴硝　干姜各一升　茯苓二两　川椒半两

蜜丸。先食服七丸,米饮下,加至十丸,以知为度。五日微下,十日下血,二十日下长虫及青黄汁,三十日病除,五十日肥白。

紫石英天门冬丸 治风冷在子宫,有子常堕。或始为妇,便患心痛,仍成心疾,月水都未曾来。服之肥充,令人有子。

紫石英　禹余粮　天冬各三两　芜荑　乌头　肉桂　肉苁蓉　甘草　石斛　五味子　柏子仁　人参　泽泻　远志　杜仲各二两　川椒　卷柏　桑寄生　云母石　石南　当归　乌贼骨各一两

蜜丸。酒下二十九,加至四十丸,日二服。

资生顺坤丸 治女子寒多热少,久无孕。

四制香附一斤,去头末,取中末半斤　酒当归　土白术各三两　川芎　白芍　益母草　熟地　生地　茯苓　丹皮　黄芩　柴胡　臭椿根白皮各二两

醋糊丸。空腹淡醋汤下,食干物压之。

苍术导痰丸 肥盛妇人无子。

制苍术　便香附各二两　南星　半夏

枳壳　川芎　神曲各一两　飞滑石四两　陈皮　茯苓各两半

姜汁浸,蒸饼丸。

韩飞霞女金丹　治子宫虚寒不受孕。

白术　当归　川芎　赤石脂　白薇　丹皮　延胡索　人参　藁本　白芍　肉桂　没药　茯苓　甘草各一两

上除石脂、没药另研。余酒浸三日,焙干为末,足十五两。香附醋浸三日,略炒为细末,亦取足十五两。筛,和蜜丸弹子大。磁瓶收。每取七丸,鸡未鸣下一丸,以茶清漱咽喉后细嚼,以酒或白汤下,咸物干果压之。服至四十九为一剂。以经调受孕为度。胎中三日一丸。百日止。

艾附暖宫丸　治同上。

香附六两,醋五升,煮一日夜,打烂,勿作饼,慢火焙干　艾叶　当归各三两　川断两半　吴萸　川芎　白芍　黄芪各二两　生地一两　官桂五钱

醋糊丸。食远淡醋汤下。壬子日合,

或天德合月德合生气日虔制。

乌鸡丸 治妇人脾胃虚弱,冲任损伤,血气不足,经候不调,以致无子。服之屡验。

白毛乌骨雄鸡一只,先以粳米喂七日,勿令食虫蚁,吊死去毛杂,以一斤为率 生地 熟地 天冬 麦冬各二两 入肚中,好酒十碗,砂罐煮烂,取出。再用桑柴火上焙,去药,更以余酒淹尽,焙至枯焦 杜仲 归身 川芎 白术 丹参 茯苓 破故纸 人参 炙草 酒洗肉苁蓉去鳞甲,切片,烘干 小茴香微炒 砂仁各一两 香附醋浸三日,焙干四两

酒调面糊丸。每五十丸,空心饮酒或米饮下。

金凤衔珠丸 治月经不调,赤白带下,经病脐腹痛,小便白浊。阳事不举,遗精等症。

蛇床子四钱 母丁香 肉桂 杏仁 白芨 吴萸 菟丝子 北细辛 薏苡仁 砂仁 牡蛎 川椒各三钱 麝香少许

生蜜丸樱桃大。每用一丸。入炉柔存。多待,先动其情,待药性行,方交。一月后即有孕矣。

抑气丸 治妇人气盛于血,所以无子。寻常目晕头眩,膈满体疼,怔忡,皆可服。

香附 陈皮各二两 茯神 炙草各一两

每末三钱,不拘时,白汤下。

月 经

经者,常也。女子十四岁,任脉通而天癸至。任与冲遂为经脉之海,外循经络,内荣脏腑,气血调和,运行不息,一月之间,冲任溢而行,月事以时下,此常经也。故曰:经贵乎如期。若来时,或前或后,或多或少,或月二三至,或数月一至,皆为不调。不调则病作,甚至积而不行,则病更作。昔人谓经至十年无男子合则不调;未至十年,思男子合而不得,亦不调。不调则瘀不去。新血①误行。或渍而入骨,或变而成肿,故云室女忧思积想在心,则经闭而痨怯者多。然亦有因脾胃伤损者,不尽可作②血凝经闭治也。只宜调养脾胃,脾气旺则能生血而经自通。亦有因饮食停滞致伤脾胃者,宜消食健脾。若经来时,饮冷受寒,或吃酸物,以致凝积,血因不流,当以辛温活血行气药通之,此经闭也。精神壮盛,阴血有余,偶感风寒,或食冷物,以致气滞血凝而闭,宜以通气活血药导之,此气滞也。先天不足,或病后产后失于调理,以致真阴亏损,火热煎熬,或阴虚火旺,肝不生血,或堕胎,及产多而亡血,或因久患潮热,盗汗耗血,乃将成痨瘵之候矣。宜以滋阴养血清火药治之,此血枯也。故即血凝之症,当有经闭、气滞、血枯三项因缘,未可概视。若专用攻伐,恐经不通而血反涸也。至如痛经

---

① 血:原脱,据褚氏遗书补。

② 不尽可作:义不顺,据文义当作"不可尽作"。

一症，乃将行经而少腹腰腿俱痛，此瘀血。当于临经时血热气滞也，宜以通利活血药调之。

经病大端，不过如是。而其详则有可举者，如经水不调，所下淡色似水者，血虚也，宜四物汤加参、芪、香附。腹痛加阿胶、艾。下血色紫而成块者，热从火化而热血凝结也，或离经畜血所致。经水必下多或作痛，宜四物加芩、连、知、柏、白芍。妇人室女月不调，血积坚如石者，受寒也，宜和血通经汤。妇女经不调者，或由诸般气滞也，宜艾附丸。经不调先期而来者，血热也。宜四物加芩、连，或凉血调经丸。经行先期腰腹发热者，亦血热也，宜凉血丸。经水不调，临行时先腹痛者，气滞血实也，宜四物加延胡索、炒枳壳、蓬术、木香、桃仁。月行时，口渴，吃水多，心痞，喜呕，不进饮食者，脾病也，宜山栀汤。妇人年二十余，月来不匀，来时先呵欠，腹隐痛，血色紫，食少无力者，弱也，宜黄连白术汤。经来紫黑色，一月二次，或三次，不思饮食，口干而苦，发热者，血热妄行也，宜四君子汤加生地、当归、陈皮、麦冬、白芍、木通、甘草。经来或不来，腹痛，喜食热物者，气痛也，宜半夏木通汤。经来时，心神不宁，四肢微热，虚劳者，曾受惊也，宜菖蒲饮。临经时，或食生冷酸涩，至膀胱小腹疼，腹饱闷者，血偶滞也，宜破结丸。经水后期而行者，血虚有寒也，宜四物加黄芪、陈皮、或香附芎归汤。过期太甚，胶艾丸。经水过期色淡者，痰也，宜二陈汤加川芎、当归。有痰占住血海之地，因而不来，目必渐昏，肥人多有之，是痰碍经而不行也。宜星芎丸。经来十数日不止者，血热也，宜止血药中加山栀、柴胡。经水来而不止者，气虚不能摄血也，宜补气固经丸。经水过多不止，平日肥壮，不发热者，体虚寒也，宜姜棕散。经水过多不止，平日瘦弱，常发热者，由火旺也，宜龟板丸。经来不止及血崩者，血溢也，宜必效散。妇人四十九岁，经当止，今每月却行过多，及五旬外，月事比少时更多者，血热或血不归经也，宜芩心丸、琥珀丸。妇人室女经闭，疼痛，或成血瘕者，瘀积也，宜通经丸。经闭，或但不调，血块气痞腹痛者，气血滞也，宜调经汤。或烦热肢疼体痛，口干盗汗，嗜卧，经不调，寒热如疟，痰嗽骨蒸者，血虚也，宜逍遥散。不愈，加味逍遥散。瘦弱人经闭者，血气受伤，或生育多也，宜四物加红花、桃仁。又瘦人经闭者，或气滞也，宜通经丸、调经汤。经壅，身体发虚，四肢无力，潮热骨疼者，内有气块也，宜苍术香附丸。经闭腹痛者，内结腹痛也，宜归尾丸。经事不来者，血闭也，宜调经琥珀汤。经闭不来，或过月者，血不调也，宜红花汤。经行后作痛者，气血虚也，宜八珍汤。妇人室女，七情伤感，至于血并，心腹作疼，或连腹痛，或引背膂上下攻刺痛，血瘕作搐，或经不调，一切血气病也，宜延胡索散。有血气发来似刀刮搅肠胃,及心胸刺痛欲绝者,血气冲心也,宜红花散。有游走至腰脊俱痛者,亦血气痛也,宜蓬术散。有上气冲心,变作干血气者,血气久而不行也,宜丝瓜散。有干血痨者,忧思积想所致也,宜月红汤。有妇人血黄者,血瘀病也,宜茄子散。其总治经水不调,或前或后,或多或少,及一切气食等症,则惟四制香附丸,或丹参散为主。经病之烦多若此。然而有宜小心者,妇人二三月经不行,宜用验胎法以验之。未可遽用攻伐通利之剂也,如果验之无胎,斯可随症而通之,或至瘦弱身热,口干唇颊红色,下午尤甚,或先微寒,乃血枯经闭,阴虚发热,将成痨瘵也,宜逍遥散。妇人之病,甚于男子,不益可信哉。

脉 法

脉经曰:左手关上脉阴虚者,足厥阴经也,妇人病苦月经不利,腰腹痛,肝脉沉之而急,浮之亦然,女人月事不来,时亡时有,得之少时有所坠堕。尺脉滑,血气实,妇人经脉不利,宜服大黄朴硝汤,下去经血,针关元泻之。少阴脉弱而微,微则少血。寸口脉浮而弱,浮则为虚,弱则无血。脉来如琴弦,少腹痛,主月不利,孔窍生疮。尺脉来而断续者,月水不利,当患小腹引腰痛,气滞上攻胸臆也。经不通,绕脐寒疝痛,其脉沉紧,此由寒气客于血室,血凝积血为气所冲,新血与故血相搏,故痛。肾脉微涩,为不月。

李梴曰:浮涩胁伤经不利;浮绝精伤与经闭。又曰:经病前后,脉软如常;寸关虽调,尺绝痛肠;沉缓下弱,来多要防;微虚不利,间月何妨,浮沉一止,或微迟涩;居经三月,气血不别;三月以上,经闭难当;心脾病发,关伏寸浮;心事不足,左寸沉结。又曰:肾脉沉微,气虚也。女子崩带,经脉不调。

月水不调

陈自明曰:妇人月水不调,由风邪乘

虚客于胞中，而伤冲任之脉，损手太阳少阴之经。盖冲任之脉皆起胞中，为经血之海，与小肠心为表里。乳汁下为月水，然月水乃经络之余，苟能调摄得宜，则经以时应矣。

刘完素曰：月水不调，则风热伤于经血，故血在内不通。或内受邪热，脾胃虚损，不能饮食，荣卫凝涩。或大肠虚，变为下利，流入关元，致绝子嗣。

李杲曰：经不调，右尺脉按之空虚，是气血俱脱大寒症。轻手其脉数疾，举指弦紧或涩，皆阳脱症。阴火亦亡，见热症于口鼻眼，或渴，此皆阴躁阳欲去也，用升阳举经汤。大升浮血气，补命门之下脱也。

戴思恭曰：月水或前后，或多少，或欲来先病，或来而断续，皆曰不调，和气饮加香附五分。经来或不来，皆腹痛，皆血不调也。欲调血先调气，四物加吴萸五分。痛甚，延胡索汤。然又恐感外邪食积，宜详审，和气饮却能兼治。

李梴曰：以期言之，对期者，性和血足易受孕，差一二日不为害。以色言之，心主血，阴从阳，故红为正。虽不对期，而色正者易调。或前后多少，或逾月不至，或一月再至，当归散、调经散、单丹参散。经前后痛，通用交加地黄丸、七制香附丸。

万全曰：经不调有三。一脾虚，二冲任损伤，三痰脂凝塞。胃为水谷之海，血气之母也。惟忧愁思虑，心气受伤，则脾气失养，郁结不通，腐化不行，饮食减少，斯有血枯血闭，及血少色淡，过期，或数月一行也。又脾为血海冲任之系，或嫉怒偏急，以伤肝气，致冲任失守，血气妄行，或血未行而妄合以动其血，或经未断而即合，冲任内伤，血海不固，为崩为漏，有一月再行者矣。肥硕之人，膏脂充满，元室之户不开，或痰涎壅滞，血海之波不流，故有过期而经始行，或数月而经一行，及为浊为带为经闭，为无子之病者矣。

月 闭

陈自明曰：或醉饱入房，或劳役过度，或吐血失血，伤损肝脾。但滋其化源，其经自通。若小便不利，头眩腰背痛，足寒时痛，久而血结于内，变为癥瘕。若血水相并，脾胃虚弱，壅滞不通，变为水肿。若脾气衰弱，不能制水，水浸肌肉，变为肿满。当益津液，大补脾胃，方可保生。

张从政曰：月不通者，经曰胞脉闭也。胞脉者属火，而络于脬中。今气上迫肺，心气不得下通也，茶调散吐之。吐讫，玉烛散、三和汤、桂苓白术散，量虚实选用。慎勿服峻热药，致变肺痿骨蒸潮热，咳嗽咯脓呕血喘逆，尿涩寝汗不已，渐至脉大形瘦，必不救。

李杲曰：二阳之病发心脾，女子不月，其传为风消，为息贲，死不治。妇人脾胃久虚，形羸气血衰，致经不行。病中消，胃热善食，渐瘦液枯，夫经者血脉津液所化，为热所烁，肌肉消瘦，时燥渴，血海枯竭，病名血枯经绝。宜泻胃之燥热,补益气血,经自行矣。此症或经适行而有子,子不安,为胎病者有矣。或心包脉洪数,躁作,时见大便秘涩,小便虽清不利,而经闭绝,此乃血海干枯。宜调血脉,除包络中火邪,而经自行。《内经》所谓小肠移热于大肠,为癥瘕,为沉,脉涩不利,则月事沉滞而不利,故云为癥瘕为沉也。或因劳心,心火上炎,月事不来,安心和血泻火,经自行矣。故《经》云胞脉闭也,胞脉者属心而络于胞中。今气上迫肺,心气不得下,故月不来也。

又曰:凡妇女之病,经水适断,俱作少阳治之,伤寒杂病皆同。《经》云:身有病而有邪,经脉闭也。经脉闭者,尺中不至;胞脉闭者,生化源绝。二者皆血病也,厥阴主之。厥阴病则少阳病矣,治法或实作大热,或变成痨,脉有浮中沉之不同,故药有表里和之不一。察其在气在血,定其行阴行阳,使大小得宜,轻重各当,则可万全,此少阳一治不可不知也。

朱震亨曰:阴虚,经脉久不通,尿涩体痛,四物加苍术、牛膝、陈皮、甘草。又用苍莎丸料加苍耳、酒芍药为丸,就用前药吞下。经候微少,渐渐不通,手足烦疼渐瘦,潮热,脉微数,四物去芎、地,加泽兰三倍,甘草半分。

王伦曰:经不行,有由脾胃损伤者,不可便为经闭死血,轻用攻破药,须审脾胃如何。若因饮食劳倦,损伤脾胃,少食恶食,泄泻疼痛,或因误服汗下攻伐药,伤其中气,致血少不行,只宜用白术为君,苓芍为臣,佐以黄芪、甘草、陈皮、麦芽、柴胡、芎、归等,脾旺自能生血,而经自行。又有饮食积滞,致损脾胃,亦宜消积补脾。若脾胃无病,果有血结,方可行血通经。

李梴曰:经行时。余血一点未尽,或外被风寒,湿冷暑热,或内伤生冷,七情郁结,为痰为瘀,曰血滞。或经止后,用力太过,入房太甚,及食燥热,以致火动邪盛而精血衰,曰血枯。经后被惊,血气妄行,上逆则从口鼻出,逆于身则水血相搏,变为水肿。恚怒则气血逆于腰腿心腹背胁手足间,重痛,经行则发,过期则止,怒极伤肝,则有眩晕、呕血、瘰疬、血风、疮疡等病。加之经血渗漏于其间,遂成窍穴生疮,淋沥不断,湿热相搏。遂为崩带。血结于内,变为癥瘕。凡此变症百出,不过血滞血枯而已。但血滞血枯,俱有虚热。故重则经闭不通,以滞、枯分言之,轻则经不调,止言虚与热而已。总而言之,经水不通,不出虚、热、痰、气四症,不调亦相似。则饮食调和,自然血气流通。更有凝滞,然后可用红花当归散、紫葳散、通经丸、导经丸之类。虚者只用当归散。通后又须养血益阴,使津液流通。若以毒药攻逐,必死。

又曰:经闭腹大,仅一月间便能动作,乃至过期不产,或腹痛,必是虫症,雄砂丸主之。

李时珍曰：经闭有有余不足二症，有余者血滞，不足者伤肝。《素问》云：少时有所大脱血，或醉入房中，气郁肝伤，故月来衰少，或不来，治之以乌贼骨四蔍茹一，此正血闭不足之病也。

万全曰：经闭而骨蒸潮热，脉虚，用增损八物柴胡汤。热甚，服此不平者，加干姜灰神效。经闭发热咽燥，唇干脉实者，四物凉膈散。

张介宾曰：血枯血隔本不同，盖隔者，阻隔；枯者，枯竭。阻隔者邪气隔滞，血有所逆也；枯竭者冲任亏败，源断其流也，凡妇女病损，至旬月半载之间，未有不经闭者，正因阴竭所以血枯。枯之为义，无血而然。故或羸弱，或困倦，或咳嗽，或血热，或饮食减少，或亡血失血，及一切无胀无痛无阻无隔，而经有久不至者，皆血枯经闭之候。欲其不枯，无如养荣，欲以通之，无如充之。此诚要义。但使血行，则经脉自至。乃医者不论有滞无滞，多兼开导之药。其有甚者,则专以桃仁、红花之类通利为事。岂知血滞者可通,血枯者不可通乎,是宜知之矣。

经血暴下

成无己曰:妇人年及五十以上,经血暴下者,妇人经血终于七七之数,数外暴下。《内经》曰:火主暴速,亦因暴喜暴怒忧结惊恐之致,切不可作冷病治,用峻热药,必死。止可用黄连解毒汤,以清于上。更用莲壳灰、棕灰以渗于下。然后用四物加延胡索散,凉血和经之药是也。

来止腹痛

张从政曰:经来腹痛。由风冷客于胞络冲任,或伤手太阳少阴经,用温经汤、桂枝桃仁汤。若忧思气郁而血滞,桂枝桃仁汤、地黄通经丸。若血结成块,万病丸。

刘完素曰:气冲经脉,月事频并,脐下痛,芍药六合汤。若经欲来,脐腹绞痛,八物汤。

朱震亨曰：经候过而作痛者，乃虚中有热也；经将来作疼者，血实也。四物加桃仁、黄连、香附。临行腰疼腹痛，乃郁滞有瘀血，四物加红花、桃仁、蓬术、延胡、木香、香附。发热加黄芩、柴胡。紫色成块者热也，四物加黄连、柴胡。经行微少，或胀或疼，四肢痛，四物加延胡、没药、白芷为末，淡醋汤下。经不调，心腹疼痛，只用芎、归二味，名君臣散。经欲行，脐腹绞痛，四物加延胡、槟榔、苦楝、木香减半。

又曰：月候不调之中，有兼疼痛者，或常时痛，或经前痛，血积也；或经后痛，血虚也。有兼发热者，或常时热积也；或经来时热，血虚有热也。

王肯堂曰：仲景治带下，月水不利，小腹满痛，经一月再见者，土瓜根散主之，此散乃破坚下血之剂。观此则经不及期，有因瘀血者矣，前论所未及也。然欲知瘀血，须以小腹满痛为凭。

又曰：经水者，行气血，通阴阳，以荣

于身者也。或外亏卫气之充养，内乏荣血之灌溉，血气不足，经候欲行，身体先痛也。

张介宾曰：凡经期有气逆作痛，全滞而不虚者，须顺气，宜调经饮。甚者，排气饮。气血俱滞，失笑散。若寒滞于经，或因外寒所逆，或平日不慎寒凉，致凝聚作痛，而无虚者，须祛寒，宜调经饮加姜、桂、吴萸，或和胃饮。若血热血燥，滞涩不行，作痛，加味四物汤，或保阴煎去续断加减。以上诸症，但察其有滞无虚，方是真实。若兼虚不得任行克伐，若痛在经后，多由血虚，八珍汤。然必察其寒热虚实以为佐使，自效。其有余滞未行者，决津煎最妙。若但遇经期，则必作痛，或食则呕吐，肢体困倦，或兼寒热，是必素禀不足，八珍汤。虚而寒甚者，理阴煎渐加培补，久必愈。有因带浊多而虚痛者，大营煎。随寒热加佐使主之。

血色痛块

朱震亨曰：经水阴血也，阴必从阳，故其色红，禀火色也。血为气配，其成块者，气之凝也；将行而痛，气之滞也；来后作痛，气血俱虚也。色淡，亦虚也。错经妄行，气乱也。紫者，气热也。黑者，热甚也。人但见紫黑痛块，率为风冷，而用温热，必败。夫热甚者必兼水化，所以热则紫，甚则黑也。

李梴曰：色紫，风也，黑者，热甚也，淡白，虚也，或挟痰停水混之也。如烟尘水，如屋漏水，如豆汁，或带黄混浊模糊者，湿痰也。成块作片，色不变，气滞也，或风冷乘之也。色紫黑，血热也。大概紫者，四物加白芷、荆、防。黑者，四物加香附、芩、连。淡白者，古芎归汤加参、芪、白芍、香附。有痰，二陈加芎、归。如烟尘，二陈加秦艽、防风、苍术。如豆汁，四物加芩连。成块，四物加香附、延胡、陈皮、枳壳，通用琥珀调经丸。

热入血室

李杲曰：昼则明了，夜则谵语，热入血室，无犯胃气及上二焦，不治自愈。甚则四顺饮子、桃仁承气汤。症相似，当不妨用之。

罗天益曰：热入血室而成结胸，由邪气传入经络，与主气相搏，上下流行，遇经适来适断，邪乘虚入于血室，血为邪迫入于肝经，肝受邪，则语见鬼。复入膻中，则血结于胸。何则？妇人平日水养木，血养肝。未孕为月水，既孕则养胎，既产则为乳，皆血也。今邪逐血，并归于肝经，聚于膻中，结于乳下，故手触之则痛，非药可及，故当刺期门也。

李梴曰：妇女伤寒，寒热似疟，经水适断者，亦名热入血室，其血必结而不行，小柴胡汤、或黄龙汤，加丹皮、桃仁。妇人此症最多。切忌汗下。若见喜忘如狂，腹满泉清，当以淋血法治之，又不可拘于不下也，男女均有此，男由阳明而传，女人则随经而入。

武之望曰：邪入血分，则发在暮，且谵语属胃经者多，恐误犯之。故仲景云：无犯胃气也。

又曰：凡经行后似疟谵语，便是热入血室。

又曰：经水适来适断，或有往来寒热者，先服小柴胡以去其寒热，后以四物汤和之。

又曰：潮热有时为内伤为虚，无时为外感为实。虚者，大温经汤，热者，四物加芩连，骨蒸者大胡连丸，五心潮热者，四物加黄连、胡黄连。经前潮热，血虚有滞，逍遥散加丹皮、桃仁、延胡。经后潮热，血虚有热，逍遥散去柴胡加生地、地骨皮。此方加减为退热圣药。

室女寡妇师尼

李梴曰：女子十四月至，必近二十方可配，阴气不易成也。或恣食咸酸热燥，致气血上壅不通，红花当归散、大黄膏、紫蒇散。如逾年未下，或年未及而思男，思伤心血，火炎脾亏，肺烁肾枯，而血闭成痨者难治。四物加柴、芩，逍遥散加芩、连、山栀，以养血凉血，降火。柏子仁丸亦妙。因怒逆者，四制香附丸加黄芩、生地。因惊者，抱胆丸。

又曰：寡妇郁闷百端，或想夫，或门户不支，或望子孙，心火频炽，加之饮食厚味，遂成痰火。其症恶风体倦，乍寒乍热，面赤心烦自汗，肝脉弦长，当抑肝之阴气，柴胡抑肝汤、抑阴地黄丸、越鞠丸。贫苦食淡者，四制香附丸。每日上午，神思昏愦，怕见明处，恶闻人声，至午后方可，及头昏腹痛惊惕，稍涉劳动，及经来时尤剧，此不得遂志也，宜清神养荣四物汤，加人参、茯神、陈皮、柴胡、羌活、甘草、香附。

万全曰：愆期未嫁之女、偏房失宠之妾、寡居之妇、庵院之尼，欲动不能遂，感愤不得言，多有经闭之疾。含羞强忍，不欲人知，致成痨瘵难治者，宜四制香附丸、参术大补丸,攻补兼行,庶几可瘳。此七情之变,难以法治者也。

张介宾曰:张氏云:室女月不行,切不可用青蒿等凉药。医家多以室女为血热,故以凉药解之,殊不知血得热则行,冷则凝,不可不知。若经微少,渐渐不通,手足骨肉烦疼,日渐羸瘦,渐生痨热,其脉微数。此由阴虚血弱,阳往乘之,少水不能灭盛火,火逼水涸,耗亡津液。治当养血益阴,毋以毒药通之。宜柏子仁丸、泽兰汤。

罗天益曰:宋褚澄疗师尼寡妇,别制方者,盖有谓也。此二种寡居,独阴无阳,欲心萌而多不遂。是以阴阳交争,乍寒乍热,全类温疟,久则为痨瘵也。

武之望曰:师尼寡妇之痨,专主肝经,以相火寄于肝也。男女之欲,皆从此出。观天地之气始于春,则知欲火之动亦由于肝也,鸟兽孽尾亦然。故治此者。当以柴胡汤为法。

治月经病方

大黄朴硝汤 治经年月水不行,胞中有风冷所致,宜下之。

大黄　牛膝_{各五两}　代赭石_{一两}　朴硝　丹皮　甘草　紫菀_{各三两}　䗪虫　水蛭　桃仁　干姜　细辛　芒硝_{各二两}　麻仁_{五合}

水一斗五升,煮五升,去渣,内硝。分五服,五更为首,去一炊顷。自下后将息。忌见风。

小柴胡汤 治妇人经病间用此加减。

柴胡　黄芩　人参　半夏　甘草　姜　枣

二陈汤 治女人经病,有痰在中脘,饮食少进。

茯苓　陈皮　半夏_{各一钱}　炙草_{五分}

八珍汤 治气血两虚。

人参　茯苓　白术　炙草　川芎　当归　白芍　熟地

调经汤 治瘀积经闭。

当归　延胡索　白术各二钱　香附　白芍　生地各一钱　川芎　陈皮　丹皮各八分　甘草六分　益母草三钱。经来日,空心服。

逍遥散　治血虚经闭。

当归　柴胡　白术　白芍　茯苓　甘草

加味逍遥散　治血虚经病。

逍遥散加山栀　丹皮

必效散　治妇人月经不调,及崩漏不止。

棕皮烧　木贼炭去节各二两　麝香一钱

另研,每二钱,空心酒服。

大温经汤　治冲任虚损,月候不调,或来多不已,或过期不行,或崩中去血过多,或胎产瘀血停留,小腹急痛,五心烦热,并皆治之。但此温剂,内冷者宜。

当归　川芎　人参　阿胶　桂心　白芍炒　淡吴萸　丹皮　炙草各一钱

麦冬二钱　半夏二钱半　半姜五片　食前，稍热服。

八物汤　治经事将行，脐腹绞痛者，气滞血涩故也。

当归　川芎　白芍　熟地　延胡索　苦楝碎炒各一钱　木香　槟榔各五分　食前服。

和血通经汤　治因受寒而经不调，或闭。

当归　三棱各五钱　蓬术四钱　木香　熟地　官桂各三钱　红花　苏木各二钱　血竭另研一钱　共为末，酒下。

艾附丸　治由气滞经不行。

蕲艾四两　香附一斤　当归四两　半酒半醋炒

醋糊丸，有气，加枳壳、陈皮四两。肌瘦，加人参二两、白术四两、茯苓三两。身热，加柴胡四两。

苍术香附丸　治气块。

苍术　三棱　神曲　姜厚朴　生

地　莪术　当归　香附各二两　明矾半斤麸炒黑

归尾丸　治血块。

槟榔　秦艽　归尾　延胡索　姜炭　木香　桃仁　丹皮

破结丸　治经闭，由过食生冷酸涩。

琥珀　延胡索　降香　五灵脂　莪术　牛膝各五钱　桃仁　归尾各一两　肉桂心　血竭各三钱

凉血调经丸　治血热经病，及热甚经闭。

黄芩　黄柏　白芍　鳖甲　杞子　归身　樗皮

凉血丸　治经行先期。

枇杷叶　白芍　五味子　生地　青蒿　甘草　山萸　黄柏　川断　杜仲　阿胶

山药打糊丸。

香附芎归汤　治经行后期。

川芎　当归　香附　白芍　蕲

艾　熟地　麦冬　杜仲　橘红　甘草　青蒿

若太甚,并半边头痛,加甘菊、藁本、荆芥、童便,去艾、杜仲、香附、橘红。

胶艾丸　治经行后期太甚。

香附　生地　枳壳　白芍　砂仁　艾叶　阿胶　山药糊丸。

越鞠丸　治郁伤气滞,胸膈痞闷,肚腹膨胀,饮食少思,吞酸嗳腐,女人经病。

香附　苍术　川芎　山栀　山查　神曲_{等分}

神曲糊丸。食远,白汤下。

桃仁承气汤　治月事沉滞。

桃仁_{十二个}　官桂　甘草　芒硝_{各五钱}

粗末五钱,水煎。

黄连解毒汤　治经血暴下。

黄连　黄柏　黄芩　山栀_{等分}

每粗末五钱,水煎。

升阳举经汤　治经水不调。右尺按之空虚,轻手数疾,举指弦紧或涩。

柴胡根　当归根　白术　黄芪各三钱
羌活根　防风根藁本各二钱　红花　白芍各五分　独活根　细辛各六分　桃仁去皮尖十枚　川芎　熟地　人参　炮附子　甘草梢各一钱　肉桂心秋冬五分夏不用

每咬咀二钱，空心水煎，稍热服。诸药言根者，近根处去苗便是。

补气固经丸　治经病由气虚。

人参　炙草　茯苓　白术　黄芪　砂仁

姜棕散　治虚寒经病。

棕炭一两　炮姜五钱为末，酒煎，乌梅汤下。若初血崩尚有火，宜槐子灰。用醋汤下。

龟板丸　治经水来而过多不止。

龟板醋炙　条芩　白芍　椿根皮各一两　黄柏蜜炙三钱

蜜丸。淡醋汤下。

芩心丸　治年老月行不止。

芩心二两　醋浸七日炙干，又浸炙七

次，醋糊丸。酒下。

琥珀丸 治同上。

黄芩炒黑 便香附二两 当归 川芎各一两 三棱 琥珀各五钱

黄米饭丸。空心服。

柴胡抑肝汤 治寡居独阴，寒热似疟等症，女人阴病。

柴胡二钱半 赤芍 丹皮各一钱半 青皮二钱 连翘 生地各五分 地骨皮 香附 苍术 山栀各一钱 川芎七分 神曲各八分 甘草三分

山栀汤 治脾病。

山栀 木通各钱半 黄芩一钱 白术 陈皮各二钱 甘草三分

半夏木通汤 治气痛。

白术 茯苓 木通 半夏 甘草

黄连白术汤 治月经来止，多少不匀。

白术四钱 黄连 陈皮各二钱半 丹皮二钱 木通 茯苓 山萸 人参各钱半 炙草

三分

苍莎丸 调中散郁。

苍术　香附各四两　黄芩二两

蒸饼丸。姜汤下。

失笑散 治经水时行时止,心痛。

蒲黄　五灵脂等分

每末二钱,醋调膏。水冲服。

加味四物汤 治血分有热。

四物加柴胡　丹皮　山栀

抱胆丸 治室女经将行,惊邪蕴结,并治男女一切惊恐风狂神效。

黑铅两半　水银二两　朱砂　乳香各一两

先溶铅化,入水银,候结砂子,再下朱乳末,柳枝槌研匀,丸芡子大。每一丸,空心井水下。病者得睡莫惊动,醒即安。二服除根。

雄砂丸 治虫症经闭腹痛。

鹤虱　芜荑　干漆　僵蚕各三钱　榴皮　贯仲各五钱　朱砂　雄黄　雷丸　甘

遂各钱半

米粉糊丸,麻子大。每十丸,五更时粥饮下。一方,加麝香少许尤妙。

紫葳散 治经不来,发热腹胀。

紫葳 肉桂 赤芍 白芷 延胡索 当归 刘寄奴 丹皮等分 红花少许 酒一水二煎。

玉烛散 治二便闭塞,月事不行。

四物汤加芒硝 大黄 甘草 姜三片

万病丸 治经不行,绕脐痛。

干漆 酒浸牛膝焙各一两

以生地汁一升,入末,熬至可丸,每二十丸,空心米饮下。一名万痛丸。

土瓜根散 治带下经水不利,小腹满痛,经一月再至者。

土瓜根 白芍 桂枝 䗪虫各七钱半 每末方寸匕,酒下,日三服。

温经汤 治血海虚寒,月水不调。

川芎 当归 白芍 莪术各钱半 人参 牛膝各二钱 桂心 丹皮各一钱 甘草

五分

菖蒲饮 治惊恐而致经病。

人参 菖蒲各一钱 茯神 远志各钱半 麦冬 山药各二钱 珍珠 琥珀各三分 金箔一片 胆星五分 牛黄二分 麝香五厘 天竺黄 雄黄 朱砂各二分

为末,薄荷姜汤下。

红花汤 治经行过期,及不月。

红花 琥珀 白芍 麝香 没药 当归 桂枝 桃仁 苏木

调经琥珀汤 治不月。

三棱 蓬术 白芍 刘寄奴 当归 熟地 官桂 甘菊 延胡索 蒲黄

痛甚,加炮姜、红花、桃仁、牛膝、苏木、香附。

星芎丸 治痰滞经病。

南星四两 便香附四两 川芎 苍术各三两

红花散 治血气。

当归一两 没药 红花 官桂 赤芍

苏木　青皮各二钱半

蓬术散　治血气游走。

蓬术　干漆　胡桃

共末,酒下。

茄子散　治血黄。

黄茄子阴干

为末,酒下。

丝瓜散　治血气不行。

干丝瓜烧存性

研末酒下。

丹参散　治月候不准。

丹参晒为末

酒下。

交加地黄丸　治月不调,血块,气瘕肚腹痛。

生地捣汁存渣　老姜捣汁存渣各一斤　延胡索　当归　川芎　白芍各二两　没药　木香各一两　桃仁　人参各五钱　香附半斤

共为末,先以姜汁浸地黄渣,地黄汁浸姜渣,晒干汁尽,共十一味,作一处晒干,研细,醋糊丸。空心姜汤下。

桂枝桃仁汤 治经前腹痛不可忍。

桂枝　白芍　生地各二两　桃仁四十枚　甘草一两

每咀片五钱,加姜三片,枣二枚,煎服。

延胡索汤 治妇人室女,七情伤感,致血与气并,心腹作痛,或连腰胁,或引背膂,上下攻刺,甚作搐搦,经候不调,但是一切血气疼痛,并可服之。

延胡索　酒当归　赤芍　炒蒲黄　官桂忌火各五钱　姜汁炒黄连　木香忌火　乳香　没药各三钱　炙草二钱半

每咀片四钱,加姜五片煎,食前服。如吐逆,加半夏、橘红各五钱。

三和汤 治热结血闭。

生地　白芍　川芎　当归　连翘　大黄　朴硝　薄荷　黄芩　山栀　甘草各七分

此方乃集四物、凉膈、调胃承气三方

通经汤 治月闭。

四物汤加大黄 官桂 厚朴 枳壳 枳实 黄芩 红花 苏木各七分 乌梅一 姜三 枣二

通经丸 治月候不调,致成血痫。

桂心 炮大黄 青皮 炮姜 川椒炒出汗 炮川乌 莪术 干漆 酒当归 炒桃仁各一钱

鸡子清丸。每二十丸,淡醋汤下,加至三十丸。

调经散 又名温经汤,治月不调。

麦冬二钱 当归钱半 人参 半夏 川芎 白芍 丹皮各一钱 阿胶 炙草各七分半 吴萸 肉桂各五分 姜三片

四制香附丸 能调和经脉。

香附米一斤,分四制。一盐水姜汁煮,略炒,主降痰;一醋煮略炒,主补血;一山栀四两同炒,去栀,主散郁;一童便洗,不炒,主降火。 川芎 当归各二两

面糊丸。每五七十丸,随症作汤下。 气虚,加四君子汤;血虚,加四

物汤。

七制香附丸 治月事不调,结成癥瘕,或骨蒸发热。

香附米足十四两,匀七分,一同当归二两,酒浸。一同蓬术二两,童便浸。一同丹皮、艾叶各一两,米泔浸。一同乌药二两,米泔浸。 一同川芎、延胡各一两,水浸。一同三棱、柴胡各一两,醋浸。一同红花、乌梅各一两,盐水浸。

各浸春五夏三,秋七冬十日,晒干,只取香附为末,以浸药汁打糊为丸。临卧,酒下八十丸。

导经丸 治经闭不通,腰腹痛。

大黄二两　川芎　当归　白芍　官桂　桃仁　甘草各一两　血竭二钱半　红花一钱　斑蝥糯米同炒二十个

蜜丸。酒下。

琥珀调经丸 治妇人胞冷无子。能令经调。

香附一斤分各半,童便、醋各浸九日,和净熟艾四两,再加醋五碗,砂锅内炒干。　琥珀一两　川芎　当归　熟地　白芍　生地　没药各二钱醋糊丸。每百丸，空心艾醋汤下。

当归散 治妇人久癥痛，小便刺痛，四肢无力。

当归　酒赤芍　刘寄奴　枳壳　延胡索　没药等分

每末二钱，热酒调下，不拘时。

柏子仁丸 治血虚有火，月经耗损，渐至不通，日渐羸瘦而生潮热。兼治室女思虑成痨，经闭，切毋以毒药通之，宜此。兼服泽兰汤。

柏子仁炒另研　牛膝　卷柏　泽兰　川断各二两　熟地三两，捣泥加蜜丸。

泽兰汤 治同上。

泽兰三两　酒当归　白芍各一两　甘草五钱

每咀片五钱煎。

单大黄膏 治妇人干血气。

大黄四两为末。

醋熬膏　成丸芡子大。每一丸酒化，临卧，温服。大便一二行，红脉自下，是调经之仙药也。一方,加归头;一方,加香附二两。童便浸炒为末,入膏,丸桐子大。酒下四十九。

抑阴地黄丸 治寡妇痨瘵。

生地二两 赤芍一两 柴胡 黄芩 秦艽各五钱

蜜丸。乌梅汤下。

芎归汤 亦治妊娠先患冷气,忽中心腹痛如刀刺。

人参 川芎 吴萸 茯苓 酒当归 桔梗各三两 厚朴白芍各二两

水煎,分三服。

和胃饮 兼治孕妇胃寒气实,胎气上逼者。

厚朴 陈皮各钱半 炮姜一二钱 炙草一钱

理阴煎 治妇人脏寒忽呕,胎气不安。亦治产后脾气虚寒,呕吐食少腹痛。又治产后阳虚中寒,或外感寒邪,以致心腹痛呕吐厥逆。

熟地三五七钱或一二两　炙草一二两　当归二三钱或五七钱　干姜炒黄一二钱

煎,热服。或加桂。

保阴煎　兼治胎气热而不安。亦治产妇淋沥不止。

生地　熟地　白芍各二钱　山药　川断　黄芩　黄柏　生草各一钱

食远,温服。

决津煎　兼治产后,及胎气已动,势有难留。

当归三五钱或一两　泽兰钱半　牛膝二钱　肉桂一二钱　乌药一钱　熟地二三钱或五七钱

如气血虚弱,不用乌药。

验胎法　验胎之有无。

川芎二三钱,炒为末。

艾汤下,停一二时,小腹内微动者胎也。如不动,再一服。又不动,则非胎矣。

卷 二

胎　前

凡有胎者，贵冲任脉旺，元气充足，则饮食如常，身体壮健，色泽不衰，而无病患相侵，血气充实，可保十月满足，分娩无虞，母子坚牢，何疾之有？若血气不充，冲任脉虚，则经水愆期，岂能受孕？纵得孕而胞门子户虚寒，亦受胎不实，或冲任脉虚而协热，轻则胎动不安，重则三五七月即堕。更加外感六淫，内伤七情，或饮食伤脾胃，或淫欲损真元，皆致疾之由也。故凡有胎者，以安为要，佐以养血顺气。盖血有余，则子得血而易长，故四物汤为要剂。若气得顺，则中气舒转，饮食加飧，母气旺子气亦旺。故须砂仁、香附以顺气。然血虚者，四物加香、砂；气虚者，即以四君加香、砂。古人治胎前，每将人参、砂仁同用，取其一补一顺，补则气旺而无堕胎之患，顺则气血通和而无难产之忧，良要法也。今举胎前之症而缕述之。

妊娠三月以来，心虚烦闷，名曰恶阻。宜人参橘皮汤、人参木瓜汤。亦有体困肢懒，或眩晕嗜卧，恶心呕吐，浆粥不入，甚至恶寒发热者，宜丁术汤。或体肥恶阻，痰必盛，宜二陈汤加减。体瘦恶阻，火必多，宜二陈汤加山栀、连翘。总之，恶阻一症，古人以形病而脉不病别之。余则谓恶阻者，无不喜食酸物，不若以嗜酸别之为更明切。亦有平日气血调和，脏腑荣畅，不患恶阻，虽患亦甚轻甚暂者，又不可不知。

妊娠三四月间，忽然失音不语，名曰子喑，此非药可愈，待产子自愈。以胎气上侵肺系及喉，虽喑而不为病也。

妊娠四五月来，本君相二火养胎，平素有火，而胎热气逆，胎上凑心不安，胸膈胀满，名曰子悬。宜子悬汤、紫苏饮。

妊娠五六月，乃少阴君火以养精；六七月，乃少阳相火以养气。平素有火之人，内外之火相感，而作烦躁闷乱不安者，名曰子烦。宜安神丸。

妊娠五六月以来，浮肿如水气者，名曰子肿，俗呼琉璃胎，宜防己汤。若面目肿如水，气喘而短虚也，宜白术散。亦有胎前浮肿，专由脾虚者，宜芎艾汤。

妊娠五六月间，腹大异常，胸膈胀满，名曰胎水。此胞中畜水也。若不早治，生子手足必然软短，形体残疾，或水下即死。宜鲤鱼汤。

妊娠七八月，忽然卒倒僵仆，不省人事，顷刻即醒，名曰儿晕。宜葛根汤。亦有因气血两虚而卒晕者。宜八珍汤。

妊娠七八月以来，胎气渐粗，两足浮肿，头目不肿者，亦名子肿，与五六月间之肿各异，又名皱脚。宜健脾补气，宜平胃散。若两足肿，足指间出黄水，乃水气肿满之故。宜天仙藤散。

妊娠八九月，小便不通，盖因气弱不能举胎，胎壅膀胱，水不能出，名曰转胞。忌服利水之品，宜人参升麻汤。

妊娠将临月，两目失明，不见灯火，头痛眩晕，腮颔肿，不能转侧，此肝经热毒上攻，由过食炙煿火酒辛辣等物，名曰胎热。宜消风散、天门冬饮。

妊娠有三四月而堕者，有六七月而堕者，有屡孕屡堕者，由于气血不充，名曰滑胎，宜固胎丸。以上皆按月可稽者也。

其有妊娠经血不时而来者，名曰漏胎，当察其脉之何虚以治之。或气虚，宜四君子汤加黄芩、阿胶。或血虚，宜四物汤加芩、连、白术、益母草。皆不可混。

妊娠因酒色过度，内伤胞门，或饮食积热，以至水道秘塞，小便淋沥而痛者，名曰子淋，宜安荣散。亦有兼内热而淋者，宜五苓散。

妊娠疟疾，名曰子疟。或热多寒少，

宜清脾饮去半夏；或寒多热少，宜人参养胃汤去半夏；或元气虚弱，宜胜金丹。皆当分别。

妊娠心痛，非心痛也，乃胎气上升所致，亦名子悬，与四五月之子悬不同，须安胎养血，佐以顺气。而又有客热犯胃而痛者，宜二陈汤去半夏加二术、黄芩。又有客寒犯胃而痛者，宜火龙散。

妊娠咳嗽，名曰子嗽，此胎气为病，产后自愈，不必服药。然或因外感风寒，宜桔梗散。或因火盛乘金，宜兜铃散、百合散。是又不可不治者。

妊娠中风，头项强直，筋挛语涩，痰涎壅甚，昏不知人，名曰子痫，宜羚羊角散。

妊娠不守禁忌，纵恣口腹，过食生冷瓜果，及当风取凉，以致胎冷不安，胸腹胀痛，肠中虚鸣，四肢拘急，便泄欲绝，名曰胎寒，宜安胎和气饮。

妊娠初时，即常患腹痛者，此由血热之故，名曰痛胎，一时不易愈，只宜时服凉血药稍解之,宜栀芩汤。

以上皆妊娠病之有名可举者也,此外如妊娠伤寒,其六经治例与常人同,但专以清热安胎为主,或汗或下,俱当随其五脏表里所见脉症主治,切勿犯胎气。故万密斋治妊娠伤寒,在表发汗,用香苏散。和解半表里,用黄龙汤。在里宜下,用三黄解毒汤。自谓家传之秘,活人甚多,良有然也。如或妊妇禀受素弱,偏患伤寒,药中必佐以四物,庶可无误。半夏犯胎,最易取用,以古方用之者多,须留心检点。宜羌活汤及万氏所用三方,病甚,更须护胎,宜护胎法。

妊娠痢疾,若初起腹痛,里急后重,元气尚实者,攻之,宜香连化滞汤。痢久元虚,日夜无度者,补之,宜胃风汤。热下迫痛,里急者解之,宜黄芩芍药汤。其余赤白脓血,一切等症,皆临时酌治。

总之胎前杂症虽多,惟伤寒痢疾,最为恶候,不可不虑。

妊娠有泄泻不渴，小便清白者，宜三白散加砂仁、厚朴、苍术、甘草。有泄泻肠垢，烦渴内热，小便赤涩者，宜黄芩汤加白术、通草、茯苓。腹痛加砂仁、黄连。有泄泻喜饮呕逆，水谷不化，为协热下利者，宜黄连阿胶丸。有泄泻或青或白，水谷不化，腹痛肠鸣，为洞泄者，宜五苓散，次用黄连阿胶丸。有泄泻黄水有沫，肠鸣腹痛，脉沉紧数者，宜戊己丸。其余如伤脾、伤胃、风冷暑湿等伤而致泄泻者，皆随症调治。

妊娠二便不通，脏腑积热也，大肠热则大便不通，宜四物汤加枳壳、黄芩。亦或由大肠气滞者，宜紫苏饮加杏仁、黄芩。小肠热则小便不通，宜冬葵子汤。大小肠俱热则二便不通，他如胃虚，宜六君子汤加紫苏、杏仁；气血虚，宜朝用八珍汤加桃仁、杏仁，晚用加味逍遥散加车前子；心肝虚热，宜加味逍遥散加车前子。肝脾积热，宜龙胆泻肝汤。郁怒伤肝，宜加味归脾汤、加味逍遥散。皆能致二便之不通。

妊娠有怔忡脉乱,惊悸不安,夜卧不宁,恍惚气触者,宜大圣汤。有血少神虚而心不宁者,宜益荣汤。有虚而心不定者,宜定志丸。有火盛者,宜安神丸。

妊娠冒暑,或烦渴闷乱而不安,宜香茹饮。烦热甚而多饮,宜香茹饮加麦冬、黄芩、花粉、五味、山栀。

妊娠伤食,胸满胁痛,右关紧甚,宜于消导。如伤冷物而胸膈岕闷欲吐者,脉必迟,宜丁香散。如呕,加姜。

妊娠瘈疭,肝风心火相炽也,宜钩藤汤。

妊娠霍乱,或邪在上胃脘,则当心痛而吐多,邪在下胃脘,则当脐痛而利多;邪在中脘,则腹中痛而吐利俱多。吐多伤气,利多伤血,邪击胎元,母命易殒,气血伤而无以养胎,子命易倾,此急症也,当急治,宜香苏散。如转筋加木瓜,胎动加白术,夏加黄芩,冬加参、术。

妊娠遗尿，或脬中蕴热，宜加味逍遥散。或肝肾气虚，宜六味丸。或脾肺气虚，宜补中益气汤加益智仁。或肝火血虚，宜六味丸合加味逍遥散。其因不一。

妊娠尿血，乃劳伤经络，热邪乘之，侵及于血，血得热则流渗入于脬故也，宜加味逍遥散、六味丸、续断汤。

妊娠脏燥，即仲景云：妇人脏燥，悲伤欲哭，象如神灵，数欠伸是也。推其故，或由肺有风邪，或由寒水攻心，故无故而但欲自悲耳，宜甘麦大枣汤。

妊娠腹中儿哭，盖脐带上疙瘩，儿含口中，因登高举臂，脱出儿口，以故作有哭声，只今妊妇曲腰就地如拾物，则疙瘩仍入儿口，哭自止。或再服药，宜补遗方。其妊妇有腹内钟鸣声者，亦同法。

妊娠胎不长，必其宿有风冷，故致胎痿。或将理失宜。脏腑衰损，气血虚弱，故不能长大。或伤动胎气，又兼冲任素亏，无血养胎。俱当益气养血，或兼治疾瘀，宜长胎白术丸、人参丸。或脾气不足，面黄晡热而胎不长，宜八珍汤倍参、术、茯苓。或肝脾郁怒，胁痛呕吐，寒热往来，而胎不长，宜六君子汤加柴胡、山栀、枳壳、紫苏、桔梗。皆当究悉其因。

妊娠心痛，风邪痰饮交结，伤心支络，故乍安乍作而痛，宜火龙散。亦或肝脾气滞，胸胁胀，吞酸不食而痛，宜二陈汤加山楂、山栀、青皮、木香。

妊娠腹痛，须辨寒热虚实，寒者脉迟，宜理中汤。热者脉数，宜芩芍汤。虚者脉无力，乃血少不能养胎，宜四君子汤加归、芍。实者脉有力，宜香壳丸。便秘者脉兼实，宜香壳丸加芩、芍、厚朴。又有腹中不时作痛，或小腹重坠者，名曰胎痛，宜地黄当归汤。其心腹俱痛者，或有冷积，或新触风寒，邪正相击而并于气，随气上下。上冲心则心痛，下攻腹则腹痛，上下混攻，则心腹俱痛。若不时差，其痛冲击胎络，必致动胎，可不惧哉！宜当归芍药汤。有时腹但胀痛,抑犹轻已,宜桑皮汤加姜。至如娠将届期,腹胁胀满,心胸刺痛,宜壮气四物汤。娠已月倍,临期三日前,心腹胁肋疼痛,宜安胎四物饮。皆不可不药。

妊娠小腹痛,大概由胞络虚,风寒相搏之故。宜紫苏饮。虽或致病多端,而均以川芎为末酒调服;或芎、归等分煎服。无不解,不然痛甚,亦能动胎也。

妊娠腰痛,最为紧要,盖以胞胎系于腰,故腰疼酸急,胞欲脱肾,必将产也。即不然,或因劳伤损动其经,宜《小品》苎根汤。或因冷气袭腹,痛引于腰背,宜五加皮散。或因挫闪气滞,宜通气散。或因肾元虚损,宜青娥丸。或因怒动肝火,宜小柴胡汤加白术、枳壳、山栀。或因肝脾气郁,宜归脾汤加柴胡、枳壳。或膀胱风邪乘袭,宜《拔萃》羌活汤。或因血热血滞,宜四物汤加乳、没、木香、黄柏、火麻仁。虽由来不同,若其痛不止,多动胎气。大抵治法,总以固胎为主,通用千金保孕方。

妊娠胎动不安,其由于本然者,冲任经虚,受胎不实也,宜常服安胎散。其余则皆外之所致,如素有内热,以致内火旺盛,故不安也,宜安胎丸。如多劳乏,气血虚不能荣养,故不安也,宜四物汤加通气药。如饮酒房劳过度,或损动,故不安也,宜安胎散。如误触击,或因跌扑,腰腹疼痛,胎上抢心,去血腹痛,故不安也,宜阿胶芪艾丸。如从高坠堕,或为重物所压,触动胎气,腹痛下血,胃虚呕逆,此等之症,皆能伤胎,故不安也,宜佛手散、从高坠下方。如忽有喜怒,气宇不舒,伤于心肝,触动血脉,故不安也,宜钩藤汤。如平日膏粱奉养太过,气不运动,或身肥累坠,故不安也,宜瘦胎散。

妊娠误服毒药毒物,故不安也,宜黑豆汤,或白扁豆子去皮研末米饮下。如因母病,薰灼其胎,故不安也,宜十圣散。如遇内外热病,火热侵胎,故不安也,宜伏龙散、护胎方。如舌青黑,腹冷指甲青,胀闷甚，口中糜臭，此胎死腹中，不但不安矣，宜平胃散加朴硝，酒下，或鹿角胶酒化服，使胎化为水。以上皆胎前病之时有，不可不加意者。

总之，妇人月事，一月不通，六脉平和，或见吞酸恶食，或见微寒微热，懒于举动，胎也。若六脉中见有病脉，便非。若知已有胎，而恶心呕吐，不思食，惟宜养血安胎，理气健脾，此为要着，宜受娠和中汤。倘或胎不安，腰腹痛，食不甘，必当安之，宜安胎饮。盖胎之所以不安者，除一切外因，总由气血虚，不能荣养胎元所致，故必用参补气，当归补血。亦或因内多邪热，气血沸腾，胎不宁养，故用黄芩以凉之。又胎系于脾，脾虚蒂无所附，以至堕落，故用白术、炙草以培之。至于陈皮、香附、苏梗以理气，砂仁开胃理中，杜仲治腰痛，白芍和腹痛。内热口渴则去砂仁而加麦冬，见红则加生地、地榆。皆妊娠概治之法也。

间有所谓鬼胎者,营卫虚损七情相干,妖魑精鬼,得入于脏,竟似怀胎,其状却颠顶如抱一瓮。或寒热面黄,或少食体倦,大约患此症者,肝脾必致两伤,治法总以补元气为主,而佐以行散之药,如雄黄丸、芫花散之类。

至于保生易产之法,尤不可不讲,盖以生不可催,只可调和气血,产乃无虞。八九月后,便当服保产达生散。或至九月,服便产方一剂,临产再服一剂,自无产难之忧。吾邑秦氏,世传妊妇逐月养胎方,尤为大妙,诚属百用百效,凡服此者,从未见有产厄,真宝方也。

脉　　法

仲景曰:寸口脉弦而大,弦则为减,大则为芤,减则为寒,芤则为虚,寒虚相搏,此名为革,妇人则半产漏下,旋覆花汤主之。

王叔和曰:尺中不绝,胎脉方真。太阴洪而女孕;太阳大而男娠。或遇俱洪而常双产。此法推之，其验如神。月数断之，各依其部，假令中冲若动，此乃将及九旬。

孙思邈曰：左尺浮大者男，右尺沉细者女。若来而断绝者，月水不利。

陈自明曰：寸微关滑尺带数，流利往来并雀啄，小儿之脉已见形，数月怀胎犹未觉，左疾为男右为女，流利相通速来去，两手关脉大相应，胎已成形非漫语，左脉带纵两个男，右手带横一双女，左手脉逆生三男，右手脉顺还三女，寸关尺部皆相应，一男一女分形症，有时子死母身存，或即母亡存子命，往来三部通流利，滑数相参皆替替，阴实阳虚脉得明，遍满胸堂皆逆气，左手太阳浮大男，右手太阴沉细女，诸阳为男诸阴女，指下分明常记取，三部沉正等无疑，尺内不止真胎妇，夫乘妻兮纵气雾，妻乘夫兮横气助，子乘母兮逆气参，母乘子兮顺气护，小儿日足胎成聚，身热脉乱无所苦，汗出不食吐逆时，精神结

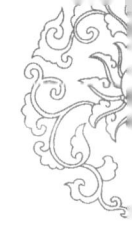

备其中住,滑疾不散三月胎,但疾不散五月母,弦紧牢强滑利安,沉细而微归泉路。

恶　阻

窦汉卿曰:恶阻,心下愦闷,吐逆不食,恶闻食气,头眩,四肢百节烦疼,多卧少起,旋覆半夏汤。病醋心,胸中冷,腹痛吐逆,不喜饮,人参半夏汤。胃虚气逆,呕吐不食,缩砂散。

戴思恭曰:恶阻俗谓之病儿,盖其人宿有痰饮,血壅遏而不行,故饮随气上,停滞肝经,肝之味酸,则必喜酸物,金能克木,以辛胜之,小半夏茯苓汤。甚者二陈汤。有服热药攻膈,闷热成疾,宜荷叶散。

李梃曰:或大吐,或时吐清水,恶闻食臭,由子宫经络络于胃口,故逢食气,引动精气冲上,必食吐尽而后精气乃安。亦有误交合而子宫秽甚者,过百日则愈。

胎动不安

陈自明曰:妊娠将养如法,则气血调

和,胎得其所,而产亦易。否则胎动气逆,临产亦难,至危矣,此谓胎气上逼也。又曰:有惊胎者,怀妊将满,胎神已具,坠扑伤胎,甚至下血不省。若欲验其子母安否,当参胎动不安方论治之。若钩藤汤、紫苏饮、归脾汤、佛手散。随症选用。又曰:胎动不安,重者必致伤坠,若面赤舌青,是儿死也,面青舌赤,是母死也。唇口色青,两边沫出,子母俱死也。当察而治之。严用和曰:两三月胎动,由子宫久虚,易令堕胎,宜预服杜仲圆以养胎。若胎动腹痛,易变漏胎,宜如圣汤。又曰:心神忡悸,睡中多惊,两胁膨胀,腹满连脐急痛,坐卧不宁,气急逼迫,皆由气闷,或为喧呼,至令胎惊,筋骨伤痛,四肢不安,急服大圣散。

朱震亨曰:产妇因火动胎,逆上作喘急者,急用条芩、香附之类为末服之。又曰:漏胎属气虚有热,四物加阿胶、白术、条芩、香附、砂仁、糯米。

李梴曰：胎动因七情气逆，心腹胀满疼痛，紫苏饮。因外感发热，头痛呕逆，胸胁胀满，安胎饮加柴胡、大腹皮。气血虚，安胎饮倍参、术。下血者，胶艾芎归汤加砂仁、秦艽、卷柏、杜仲。下血腹痛难忍，或下黄汁如漆如豆汁者，用野苎根金银花根各五钱酒煎。下血产门痛，黄连末一钱酒下。胎动腹痛，由于寒，理中汤加砂仁、香附。由于热，黄芩汤。血虚腹痛，四物汤，或平胃散加盐煎汤吞二宜丸。气虚痛，四君子汤加白芍、当归。气实心腹胀痛，香附、枳壳等分为末白汤下。胎动心痛，因寒，艾叶、小茴、川楝等分煎。因热，二陈去半夏加山栀、黄芩。又曰：胎动，通用古芩术汤加阿胶。风邪加姜豉，寒加葱白，热加花粉，寒热加柴胡，项强加葱白，温热腹痛加白芍，腹胀加厚朴，下血加艾、地榆，腰痛加杜仲，惊悸加黄连，烦渴加麦冬、乌梅，思虑太过加茯神，痰呕加旋覆花、贝母，或酌用半夏曲，劳役加黄芪，气喘去术加香附，便燥加麻仁，素惯难产加枳壳、苏叶，素惯堕胎加杜仲，素血虚加芎、归。此安胎之圣药也。凡卒有所下，急则一日三五服，缓则五日十日一服。常服安胎易产，所生男女，又无胎毒。

胎　漏

李梴曰：心腹痛而下血者，为胎动不安；不痛而下血者，为胎漏。二者所由分也，大抵漏胎由热者，下血必多。内热作渴者，四物加芩、连、白术、益母草。血黑成片，三补丸加香附、白芍。血虚来少，古胶艾汤，或合四物汤。气虚，四君子汤加黄芩、阿胶。因劳役感寒，致气虚下血欲坠，芎归补中汤。或下血如月信，以致胞干子母俱损者，用熟地、炒干姜各二钱，为末，米饮服。惟犯房下血者，乃真漏胎也，八物汤加胶艾救之。

妊娠伤寒

朱肱曰：妊妇伤寒，仲景无治法，用药

宜有避忌，不可与寻常妇人一概治。伤寒安胎，宜阿胶散、白术散。憎寒壮热，当发汗，葱白汤。或中时行，洒渐作寒，振栗而悸，或加哕，苏术汤。头痛，嘿嘿不欲饮食，胁下痛呕逆，痰气，黄龙汤。头目旋疼，壮热心躁，旋覆花汤。壮热头疼，呕逆不思饮食，胎不安，麦门冬汤。妊妇发斑变黑色，栀子大青汤。壮热头疼，心烦呕吐，不下食，芦根汤。伤寒头疼壮热，栀子五物汤。头疼肢节疼，壮热，前胡七物汤。四日至六日以来，加心腹胀，上气渴不止，食饮不多，腰疼体重，枳实散。妊七月伤寒壮热，赤斑变黑溺血，升麻六物汤。发热烦闷，葛根一物汤。热病，葱白豉汤。伤暑头痛恶寒，身热躁闷，四肢疼痛，背项拘急，唇口干燥，柴胡石膏汤。

万全曰：妊娠伤寒，专以清热安胎为主。或汗或下，各随脏腑表里所见脉症主治，勿犯胎气。故在表发汗，香苏散。和解半表里，黄龙汤。在里宜下，三黄解毒汤。此吾家传之秘,活人甚多。陈士铎曰:妊娠临月,忽感少阴经风邪,恶寒蜷卧手足冷者,不治。少阴肾也,无论传经至少阴,与直中少阴,多不能治。盖少阴肾经,宜温不宜寒。今风寒入之,则命门火微,而肾宫无非寒气,势必子宫亦寒。手足冷者,脾胃寒极之兆也,其死必矣。幸而胎未下,急以散寒救胎汤温之。人参一两,白术二两,肉桂、干姜、炙草各一钱,一剂。不恶寒二剂。手足温,不蜷卧,三剂全愈。又妊娠临月,感少阴经症,恶心腹痛、手足厥逆者,不治。亦以寒入肾宫,上侵于心,不独下侵于腹已也,较上症更重。夫肾水滋心,何以反至克心,盖肾之真水?心藉以养;肾之邪水,心得之亡。今肾感寒邪,挟肾水而上凌于心,故心腹两相作痛,手足一齐厥逆。至急至危。非驱少阴之邪不可,方用回阳救产汤。人参、当归各一两,肉桂、干姜、甘草各一钱,白术五钱。此方妙在加当归,盖少阴之邪敢上侵于心者,欺心中之无血也。用当归补血,助人参之力以援心,则心中得养。而姜、桂无非祛寒荡邪之品,况又有术草之利腰脐而调心腹,有不痛止逆除者乎?又妊妇临月,忽感少阴症者,急以参术大剂温之,不应则死,此仲景之文也,似乎舍参术无可救矣。吾以为单用参术尚非万全,苟用参术不应,急加附桂干姜,无不应也。今定一方,名全生救难汤。人参、白术各一两,附子一钱,甘草五分。凡感少阴经之邪者,用此神效。

孕　痛

陈自明曰:治孕痛,用乌药五钱,水一钟,煎七分。入牛皮胶一两,化服,或苡仁煮汁饮之。注曰:孕痛即是腹内患痛,如前法不应,宜牡丹皮散、薏苡仁汤。

王肯堂曰:大凡孕妇患肚痛,与寻常治法迥异。内用紫苏饮安胎,勿轻与他药。若临月则儿与脓俱下。若尚远,则脓自大便出。若初起,只服药可消。若痛在外而其症为热,只可用中和药收功。亦须审轻重用之,恐有误而难救也。

万全曰:妊娠咽喉痛者,以东垣凉膈散加牛蒡子一钱。口舌生疮同治。乳痈,托里解毒汤。背生疮毒,属阳明经也,本方去青皮,加升麻、葛根各一钱。胸前两颊生疮毒,此少阳经也,本方去白芷,加柴胡、山栀、龙胆草。肩膊胁下生疮毒,太阴经也,本方去青皮,加陈皮、天冬、桔梗、桑皮各一钱。胯内阴旁生疮毒,厥阴经也,本方去白芷,倍青皮。手足掌内生疮毒,少阴经也,本方去白芷、青皮、花粉,加黄连、黄柏、木通各一钱。

产前白带

陈士铎曰:产前无白带也,有则难产之兆。即幸而顺生,产后亦有血运之虞,方用黑豆三合,煎汤二碗,先用一碗,入白果十个,红枣二十个,熟地一两,山萸、苡仁、山药各四钱,茯苓三钱,泽泻、丹皮各二钱,加水二碗煎服,一剂或二剂,永不白带。亦通治妇人诸带,无不神效。

预防难产

万全曰:生育者,妇人之常,非病则不必药。惟素有难产之苦,不得不请求其方,以为保生之计。其束胎之方,用各不同。如枳壳瘦胎散、及用滑石方,气实多痰者宜之。达生散、束胎丸,气虚少有热者宜之。若不审其虚实,不若不服之为善也。

双胎品胎鬼胎

朱震亨曰:精气有余,岐而分之。血因分而摄之,故成双胎。若夫男女同孕者,刚日阴时,柔日阳时,阴阳混杂,不属左,不属右,受气于两岐之间者也。亦有三胎四胎者,犹是而已。

张介宾曰:鬼胎者,岂真鬼气袭人胞宫而成形乎?不过由本妇气质弱,或以邪思畜注,血随气结而不散,或以冲任滞逆,脉道壅瘀不行,是固内因之病,而必非外来之邪。盖即血癥气瘕之类耳,当即以癥瘕法治之。如狐魅异类之遇,则实有所受,而又非鬼胎之谓。亦当于癥瘕类求法治之。又曰:治鬼胎,当以补元为主,而继以去积之药。然补中兼行者,无如决津煎。欲去滞而不猛峻者,无如通瘀煎。既加调补,而欲直攻其病,则夺命丹、回生丹,皆可酌用。或以当归、红花浓煎汤,送赤金豆亦妙。

胎前不治症

窦汉卿曰:产前咽喉痛,而脉浮者不治。面赤,而目睛上视者不治。面黑汗出者不治。心胸紧满,吐痰不出者不治。自利不止者不治。气促,四肢厥冷者不治。心中怔忡,胸前红甚,舌卷面赤,目上视者不治。血气攻心欲绝,面红者不治。自利而喘者不治。潮热往来,时发谵语者不治。胸腹胀急者不治。喉中或雷声,或呛食者不治。

逐月养胎方

徐之才曰：妊娠一月，名始胚①。饮食精熟，酸美受御，宜食大麦，毋食腥辛，是谓才正。是月足厥阴脉养胎，不可针灸其经。足厥阴属肝，主筋及血，一月之时，血行否涩，不为力事，寝必安静，无令恐畏。是月阴阳新合为胎，寒多为痛，热多卒惊、举重腰痛，腹痛胞急，卒有所下，当预安之，宜服乌雌鸡汤。

乌雌鸡一只治如食法　茯苓　阿胶各二两　吴萸一升　麦冬五合　人参　白芍　白术各三两　甘草　生姜各一两

水二斗二升，煮鸡取汁六升，煎药取三升，入酒三升，并阿胶烊尽，取三升，每服一升，日三服。

妊娠二月，名始膏。毋食辛臊，居必静处，男子勿劳，百节皆痛，是为胎始结②。是月足少阳脉养胎，不可针灸其经，

---

① 始胚：原作"胚胎"，据《千金要方》改。
② 结：原脱，据《千金要方》补。

少阳属胆主精,二月之时,儿精成于胞里,当慎护之。勿惊动也。是月始阴阳踞经,有寒多坏不成,有热即痿悴,中风寒有所动摇,心满,脐下悬急,腰背强痛,卒有所下,乍寒乍热,宜艾叶汤。

艾叶 丹参 当归 麻黄各二两 生姜六两 人参 阿胶各三两 甘草四钱 大枣十二枚

水一斗,酒三升,煎三升,化胶,分三服。

妊娠三月,名始胎①。此时未有定象,见物而化,欲生男者操弓矢,欲生女者弄珠玑,欲子美好数视璧玉,欲子贤良端坐清虚,是谓外象而内感者也。是月手心主脉养胎,不可针灸其经,属心,无② 悲哀思虑惊动,是月为定形。有寒,大便青;有热,小便难,不赤即黄。卒惊恐忧愁嗔怒喜仆,动于经脉,腹满绕脐痛,或腰背痛,

① 胎:原作胞,据《千金要方》改。
② 无:原作"母",据《千金要方》改。

卒有所下，宜雄鸡汤。

雄鸡一只，治如食法　白芍四两　黄芩
白术　生姜各一两　麦冬五合　大枣十二枚
甘草　茯苓　人参　阿胶各二两

水一斗三升，煮鸡取汁减半，入药煎半，入酒三升，并胶，煎取三升，分三服，一日尽，一方无姜、芩，有川芎、当归各二两。

妊娠四月，始授水精，以成血脉，食宜稻宜鱼，是谓盛血气，以通耳目，而行经络。是月手少阳脉养胎，不可针灸其经，内输三焦，此时儿六腑顺成。当静形体，和心志，节饮食，是月有寒，心下温温欲呕，胸膈满，不欲食。有热，小便难，数数如淋状，脐下苦急。卒风寒，项颈强痛，寒热，或惊动，身躯腰背腹痛，往来有时，胎上迫胸，心烦不得安，卒有所下，宜菊花汤。

菊花五钱　麦冬一升　大枣十二枚　人参两半　当归　甘草各二两　麻黄　阿胶各三两　半夏四两　生姜五两

水八升,煮入胶,并酒三升,煎三升,分二服。当汗以粉扑之,护风寒四五日。

妊娠五月,始受火精,以成其气,卧必晏起,沐浴浣衣,深其居处,厚其衣服,食稻麦①,羹牛羊,和菜荑,调五味,是谓养气以定五脏。是月足太阴脉养胎,不可针灸其经,属脾,此时儿四肢皆成,毋太饥饱,毋食乾燥炙热,毋太劳倦。是月有热,苦头眩心乱呕吐;有寒,苦腹满痛,小便数。卒有恐怖,四肢疼,寒热,胎动无常处,腹痛,闷顿欲仆,卒有所下,宜阿胶汤。

阿胶四两　人参一两　生姜六两　当归　白芍　甘草　黄芩各二两　旋覆花二合　吴茱七合　麦冬二升

水九升,煎半入胶,并酒三升,煎三升半,分四服,日三夜一,先食服。

妊娠六月,始受金精,以成其筋,身欲小劳毋逸,出游于野,食鸟兽肉,是谓变腠理纫筋以养其力,以坚背膂。是月足阳明

① 麦:原作"粱",据《千金要方》改。

脉养胎,不可针灸其经,属胃,主口目,此时儿口目皆成。调五味,食甘美,毋太饱。是月卒有所动不安,寒热往来,腹胀满,体肿,惊悸,卒有所下,腹痛如欲坠,手足烦疼,宜麦冬汤。

麦冬二升　人参　甘草　黄芩各二两　生地三两　阿胶四两　生姜六两　枣十五枚

水七升,煎半入胶,并酒二升,煎三升,分三服,中间进粥。

妊娠七月,始受木精,以成其骨,劳身摇肢,毋使安逸,动作屈伸,以运血气,居燥处,饮食避寒,食稻粱,以密腠理,是谓养骨而坚齿。是月手太阴脉养胎,不可针灸其经,属肺,主皮毛,此时儿皮毛已成。无多言哭,毋洗浴,毋薄衣,毋饮冷。是月忽惊恐摇动,腹痛,卒有所下,手足厥冷,脉若微寒,烦热,腹满短气,常苦颈项及腰背强,宜葱白汤。

葱白长三四寸十四茎　半夏　麦冬各一升　旋覆花二合　黄芩一两　人参两半　甘草

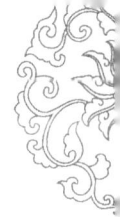

蜜黄芪　当归各三两　阿胶四两　生姜八两

水七升,煎半入胶,并酒三升,煎四升,分四服,日三夜一,取汗。若无汗,加麻黄一两。再服。秋后勿强汗。

妊娠八月,始受土精以成肤革,和心静息,无使气极,是谓密腠理而光泽颜色。是月手阳明脉养胎,不可针灸其经,属大肠,主九窍,此时儿九窍皆成。毋食燥物,毋大怒。是月中风寒,有所犯触,身体尽痛,乍寒乍热,胎动不安,常苦头眩痛,绕脐下寒,时时小便白如米泔,或青或黄,或寒栗,腰背苦冷而痛,目眂眂无见,宜芍药汤。

白芍四两　生姜六两　厚朴二两　甘草　当归　土白术　人参各三两　葱白切一升

水五升,酒四升,煎三升,分三服,日二夜一。

妊娠九月,始受石精,以成皮毛,六腑百节,莫不毕备。饮醴食甘缓带,是谓养毛发致才力。是月足少阴脉养胎，不可针灸其经，属肾，主续缕，此时儿脉络续缕皆成，毋处湿冷，无着炙衣。是月若卒得下痢，腹满悬急，胎上冲心，腰背痛，不可转侧，短气，宜半夏汤。

半夏三两　大枣二十枚　麦冬　吴萸　当归　阿胶各二两　干姜一两

水九升，煎三升，入蜜八合，分四服，痢即止。

妊娠十月，五藏俱备，六腑齐通，纳天地气于丹田，故使关节人神皆备，只俟时而生。是月足太阳脉养胎，不可针灸其经，属膀胱，宜服滑胎药。自一月至十月，惟手少阴手太阳无所专主，以君主之官无为也。

受胎保护

保产要录曰：一受胎后，不宜食牛羊犬等肉，并蟹鳖乌鱼无鳞鱼胡椒姜蒜及辛辣之物。一受胎后，不可看戏及鬼怪形像，一最戒暴怒，口不可出恶言，手不可用鞭挞，盖怒伤气血，不能养胎，多有因此动胎者，即幸不动胎，怒气入胎，子生多痰。亦不可登高上梯，恐跌有损。亦不可伸手高处取物，恐伤胎而子鸣腹中，子鸣亦有法，但令鞠躬片时自安，一受胎三五个月后，常要紧束其身，勿令胎放。或六七个月，或七八个月，胎忽乱动，三两日间，或痛或止，或有水下，但腰不甚痛，脉未离经，名曰弄胎。又有临产一月前，忽然腰痛，却又不产，此是转胎，名曰试月。胎水有无俱不妨，但直身坐卧行立，不可惊忧逼迫以致误事。二者俱非正产，必因曲身触犯致此。

鳌按：胎产书如《达生录》《达生编》之类甚多，然明白周详，细心切要，语语可遵而行之者，惟有《保产要录》一书最妙。余故于胎前小产临产产后各门，分录其语，俾妊孕家知有所法，又恐人混视之，特识于此，以使阅者触目惊心焉。卷后但书青溪主人识五字，惜不得其姓名。

治胎前病方

白术散 妊娠养胎。

白术 川芎各一两 川椒去汗七钱 牡

蛎五钱

每末一钱,酒下,日三夜一。但苦痛,加白芍。心下毒痛,倍川芎。心烦肚痛,不能食饮,加细辛一两半、大枣十枚服之,更服酸浆水。服酸浆水不解,饮小麦汁。又渴者服大麦粥。病虽愈,此粥亦可服。

旋覆花汤 治妊妇见革脉,半产漏下。

旋覆花三两 葱十四茎 新绛少许

同煎。

人参橘皮汤 治孕妇病儿。

人参 橘皮 赤苓 白术 麦冬 厚朴各一钱 竹茹甘草各八分

人参木瓜汤 治同上。

人参 木瓜 橘红 枇杷叶 麦冬 藿香 竹茹

丁术汤 治同上。

丁香 白术 人参 甘草

防己汤 治妊娠脾虚,遍身浮肿,腹胀喘促,小便不利。

防己　赤苓　桑皮　紫苏各一钱　木香五分

白术散　治孕妇面目虚浮，四肢肿如水气，名曰子肿。

白术二钱半　茯苓皮钱半　陈皮　姜皮　桑皮　大腹皮各一钱

本方去白术，名五皮散。

天仙藤散　治妊娠自三月成胎之后，两足自脚面渐肿至腿膝，艰行喘闷妨食，状似水气。甚至足指间有黄水出者，谓之子气。

天仙藤即青木香藤洗略炒　香附　陈皮　甘草　乌药　木香

等分，每咀片五钱，加姜三片，紫苏五叶，煎。日三服。肿消止药。一方木香换木瓜。

安神丸　治子烦。

朱砂一两　黄连一钱　生姜　当归　甘草各五分

紫苏饮　治妊娠失调，胎气不安，上攻作痛，名曰子悬。或临产气结不下等症。

人参　甘草_{各五钱}　大腹皮　川芎　紫苏叶　白芍　陈皮　当归_{各一两}

每咀片一两，加葱姜煎。一方有木香，无人参。一方无川芎，名七宝散。若肝脾气血虚而有火不安者，宜兼逍遥散。若脾气虚弱而不安者，宜四君芎归汤。

子悬汤　治子悬。

人参　苏梗　砂仁　陈皮　归身　白芍　丹参　黄芩　香附

安荣散　治妊娠小便涩少。遂成淋沥。

麦冬　木通　滑石_{各三钱}　人参　细辛_{各二钱}　当归　灯心　甘草_{各五钱}

清脾饮　治妊娠疟疾。寒少热多，或但热不寒，口苦舌干，大便秘涩，不进饮食，脉弦数者。

青皮　厚朴　白术　草果　炙甘草　柴胡　黄芩　茯苓　半夏_{各五分}

人参养胃汤 治妊娠疟疾。寒多热少，或但寒不热，恶心头疼，身痛，面青白，脉弦迟者。

半夏　厚朴　橘红各八分　苍术一钱　藿香叶　草果　茯苓　人参各五分　炙草三分　姜七片　乌梅一个

水煎服。

胜金丹 治子疟能使不发。

常山酒炒四钱　槟榔一钱

醋糊丸绿豆大。发前三更时，酒下三丸。

鲤鱼汤 治妊娠腹胀满，或浑身浮肿，小便赤涩。

当归　白芍各一钱　茯苓钱半　白术二钱　橘红五分

鲤鱼一尾去鳞肠，煮汁取盏半，入姜三片，煎一盏，空心服，胎水即下。如未尽，腹闷未除，再一服。

葛根汤 治儿晕。

葛根　桂枝　麻黄　白芍　甘草

火龙散 治子悬,心气疼。

川楝子 茴香各三钱 盐炒艾叶末钱半

煎,不拘时服。

桔梗散 治妊娠肺壅,咳嗽喘急不食。

天冬 赤苓各一钱 桑皮 桔梗 紫苏各五分 麻黄三分 贝母 人参 炙草各二分

一方有杏仁,无贝母,加姜。

马兜铃散 治妊娠气壅塞,咳嗽气喘。

马兜铃 桔梗 人参 甘草 贝母各五分 桑白皮 陈皮 大腹皮 紫苏各一钱 五味子三分半

一方有枳壳,无人参、贝母、桑皮。

百合散 治妊娠风壅,咳嗽痰多喘满。

百合 紫苑草 贝母 白芍 前胡 赤苓 炒桔梗各一钱 炙草五分 姜五片

羚羊角散　治妊娠冒闷,角弓反张,名曰子痫风痉。

羚羊角　独活　枣仁　防风　五加皮　苡仁　酒当归　川芎　茯神　杏仁_{各五分}　木香　甘草_{各二分}

举轻古拜散　治同上。

荆芥穗炒为末,汤下。

安胎和气饮　治胎冷腹痛引两胁,小便频数,大便虚滑。

煨河子　白术_{各二钱}　陈皮　炒良姜　木香　白芍　陈米　炙草_{各一钱}　姜_{五片}

忌食生冷。

消风散　治胎热。

荆芥　甘草　羌活　川芎　人参　茯苓　僵蚕　防风藿香叶　蝉退　陈皮　厚朴

天门冬饮　治同前。

天冬　知母　茯苓　羌活　人参　防风　五味　茺蔚子

栀芩汤　治妊娠时常腹痛,名曰

痛胎。

山栀　黄芩　当归　元参　枳壳　苏梗　广皮　白芍　杜仲

人参升麻汤　治妊娠转胎。

人参　升麻各二钱

固胎丸　治滑胎。

人参　黄芪　茯苓　白术　杜仲　川断　山萸肉　白芍　丹参　川芎　山药　当归　生地　香附　砂仁　薄荷

香连化滞丸　治妊娠下痢赤白。

青皮　陈皮　厚朴　枳实　黄芩　黄连　当归　白芍　滑石　木香　甘草　槟榔

此方力颇大，当临时酌量虚实用之。

胃风汤　久痢。

人参　茯苓　川芎　白术　当归　白芍各一钱　肉桂四分

黄连丸　治妊娠白痢。

黄连　干姜　砂仁　川芎　阿

胶　白术各一两　枳壳五钱　乳香三钱

三白散　治妊娠泄泻。

白术　茯苓各三钱　白芍二钱

黄芩汤　治同上。

黄芩二钱　白芍一钱　甘草五分

冬葵子汤　治妊娠身热入脏，二便不利，此能除热安胎。

冬葵子　赤苓

通气散　治妊娠腰痛不可忍，此方神效。

补骨脂不拘多少，瓦上炒为末，空心先嚼胡桃肉一个，酒调下。

青娥丸　治同上。

补骨脂　杜仲各四两　胡桃肉三十个研泥

蜜丸。酒下四钱。

小品苎根汤　治损动胎气，腰腹痛，去血，胎动向下。

生地　苎根各二两　当归　芍药　阿胶　甘草各一两

水三升,煮二升,人胶化,分二服。

千金保孕方 常服固胎。

糯米一升,煮粥　杜仲八两,捣去系拌粥晒干,再拌再晒,粥完为度,炒研　川断六两

将山药四两,打糊为丸。空心米汤下。

芩芍汤 治胎动因热。

黄芩　白芍　白术　肉桂

香壳丸 治胎动因实。

香附　枳壳

大圣汤 妊娠怔忡。

川芎　黄芪　当归　木香　人参　甘草　茯苓　麦冬

益荣汤 治同上。

枣仁　远志　黄芪　柏子仁　当归　人参　茯神　白芍各一钱　紫石英　木香各八分　甘草三分

定志丸 治同上。

人参　远志各一两　蒲黄二两　茯苓三两

丹参膏 此膏养胎,临月服之,滑而易产。

丹参半斤　当归各二两　川椒五合

上三味,以酒拌湿一夜,以熬成猪膏四升,微火煎膏,色赤如血,膏成,新布去渣,每取枣许,入酒服之。

不可逆服,必至临月乃可服。有热者,以火麻仁五合代椒。

阿胶散 治妊娠,或因顿仆胎动不安,腰腹痛,或有所下,或胎上冲心。

熟地二两　白芍　艾叶　当归　甘草　阿胶　黄芪各一两

每粗末五钱,加姜三枣一煎。一方有川芎。

丁香散 治妊娠伤食。

丁香　砂仁　白术

安胎丸 治胎动不安。由于火旺。

黄芩　白芍　白术　当归　川芎

阿胶蕲艾丸 治妊娠因跌扑闪挫。以致胎动不安。

川芎　当归　白芍　熟地　甘草　阿胶　艾叶

佛手散　治跌扑伤胎,或子死腹中,疼痛不已,口噤昏闷,或心腹饱满,血上冲心者,服此生胎安,死胎下。又治横生倒产,及产后腹痛发热头痛。逐败血,生新血,能除诸疾。

当归五钱　川芎三钱

水七分,酒三分,同煎至七分服。胎伤下血腹痛,加胶、艾、川断、白术、杜仲、条芩。横生倒产,子死腹中,加马料豆一合,炒焦热淬水中,加童便一半煎服,少刻再服。产后恶露停瘀上攻,迷晕,急服。产后瘀血上冲入肺而嗽,加桃仁、红花、杏仁、川贝、延胡索。

瘦胎散　妊娠预服。

川芎　当归　白芍　血余　木香　甘草　枳壳　乳香

苎根汤　治胎动不安。

生地　砂仁各三钱

苎根打汁和服。

黑豆汤 治误食毒物毒药胎动。

黑豆三合　淡竹叶二十片　甘草三钱

黄芪汤 治妊娠漏下黄水。

黄芪一两　川芎一钱　粳米一合

伏龙肝散 治妊娠热病,防胎伤堕。

伏龙肝末,和井泥,调敷肚上。

护胎方 治同上。

白药子不拘多少,鸡子白调涂脐下胎处,如碗大,上用棉纸盖之,干则以水润之。

桑皮汤 治妊娠腹胀痛。

桑皮　茯苓　橘红　白术　木瓜　秦艽

二香散 治胎动不安。

藿香　香附　甘草等分

安胎方 治同上。

人参　砂仁　香附　黄芩　黄柏

安胎四物饮 治妊娠诸痛。

四物汤加　肉桂　厚朴　枳壳　槟榔

壮气四物汤 治临期腹胁胀满,心胸刺痛。

四物汤加 木香 青皮 陈皮 枳壳 甘草

安胎饮 治胎气不安。

人参 白术 甘草 陈皮 川芎 当归 白芍 苏梗 条芩 香附 砂仁

受娠中和汤 治初受娠,养血安胎,健脾理气。

砂仁 香附 白芍 茯苓 人参 当归身 藿香 陈皮

钩藤汤 治八九月胎动不安,心腹疼痛,面目青冷,汗出气欲绝,此由劳动用力,有伤胎宫,急治之。

桔梗两半 桑寄生五钱 钩藤钩 当归 人参 茯神各一两

每咀片五钱,不拘时煎服。烦热,加石膏二两半。忌猪肉菘菜。

如圣汤 治胎动腹痛,或胎漏。

鲤鱼皮　酒当归　白芍　熟地　阿胶　酒川断　川芎 炙草等分

每粗末四钱,加苎根少许,姜五片。一方有竹茹。

芎归汤　治妊娠先患冷气,忽中腹痛如刀刺。

川芎　人参　吴萸　茯苓　桔梗　当归各三两　厚朴 白芍各二两

水九升,煮三升,分三服,气下即安。

安胎饮　治妊娠卒然腰痛,下血不已。

四物汤加阿胶　艾叶　黄芪各一钱　地榆　炙草各五分加姜枣

白术散　治妊娠气不调和,饮食易伤。

焦术　紫苏各一两　人参　白芷各七钱五分　川芎　诃子皮　青皮各五钱　甘草二钱五分

每末三钱,加姜三煎。

白术散　治妊娠伤寒热病,先以此安胎。但觉头痛发热，便可服二三剂即瘥。若四肢厥逆属阴症者，不可服。

黄芩_{瓦上炙} 白术_{等分}

每粗末三钱，加枣、姜。

香苏散 治妊娠伤寒，勿论日数，但觉恶寒头疼，以此主之。

香附 紫苏_{各二钱} 陈皮_{一钱} 甘草_{五分}

加姜三葱五煎。头痛，加川芎、白芷各一钱，名芎芷香苏散。如得肝脉，外症善洁，面青善怒，其三部脉浮而弦，恶寒，里和，谓清便自调也，加羌、防各一钱。谓肝生风，是胆受病也。如得心脉，外症面赤，口干善笑，其三部脉浮而洪，恶寒，里和，加黄芩、石膏各钱半。谓心主热，是小肠受病也。如得脾脉，外症面黄，善噫善思，其尺寸浮而缓，恶寒，里和，加白术、防己各钱半。谓脾主湿，是阳明受病也。如得肺脉，外症面白，善嚏善悲，不乐欲哭，其尺寸浮而涩，恶寒，里和，加黄芪、防风各一钱。谓肺主燥,是大肠受病也。如得肾脉,外症面黑,善恐,其尺寸浮而濡,恶寒,里和,加炮附子一钱,谓肾主寒,是膀胱受病也。

鳌按: 附子犯胎禁,须斟酌用之。

麦门冬汤 治妊娠心惊胆怯烦闷,名曰子烦。

麦冬 茯苓 防风各三钱 人参一钱半 姜五片 淡竹叶十片

不拘时服。

杜仲圆 治两三月胎动不安,腰痛。防其堕,宜预服之。

杜仲 川断各二两

枣肉丸。

半夏茯苓汤 治妊娠脾胃虚,饮食不化,呕吐不止。

半夏 陈皮 砂仁各一钱 茯苓二钱 甘草五分

加姜、枣、乌梅。

归脾汤 治妊娠郁结伤脾。亦治发

热盗汗,健忘怔忡,惊悸少寐。

人参　白术　茯苓　黄芪　当归　龙眼　远志　枣仁各一钱　木香　炙草各五分

本方加柴胡、山栀,名加味归脾汤。

半夏茯苓汤　治恶阻病呕吐心烦,头目眩晕,恶闻食气,饮食不进,多卧少起,百节烦疼,羸瘦痰盛。

半夏钱半　赤苓　熟地各一钱　旋覆花　人参　白芍　川芎　桔梗　甘草　橘红各七分　姜七片

理阴煎　治脏寒恶呕,胎气不安。亦治产后脾气虚寒,呕吐食少腹痛。又治产后阳虚中寒,或外感寒邪,心腹痛呕吐厥逆。

熟地三五七钱或一二两　炙草一二三钱　当归三钱或五七钱　干姜炒黄一二钱

赤金豆　治鬼胎。一名八仙丹。

巴霜钱半　皂角炒微焦二钱　附子略炒燥　朱砂各二钱　轻粉一钱　丁香　木香　天

竺黄各三钱

醋浸蒸饼丸菜服子大,朱砂为衣。欲渐去者,每服五七丸。欲骤行者,每服一二十九,俱开水下。若下多不止,可饮冷水一二口即止。盖此药得热则行,得冷则止也。

芎归胶艾汤 治妊娠腹痛,胞阻胎漏,半产后下血不绝,及八九月内胎动下血。

川芎　阿胶　炙草各二两　艾叶炒　当归各三两　白芍四两　生地五两

水五升,酒三升,煎三升,化胶,分二服,日三。

黄芩汤 治胎孕不安。

黄芩　白术　当归各二钱

不拘时服。一方有砂仁。

芎归补中汤 治血气虚弱,不能卫养,以致胎漏,每四五月而堕,名曰半产。

川芎　阿胶　五味子　炮姜各一钱　黄芪　酒当归　白芍　白术各钱

半　人参　杜仲　木香　炙草各五分

不拘时煎服。一方无木香。

加减栀子五物汤　安胎清热。

葛根　柴胡　香茹　石膏　山栀　前胡　黄芩　葱白　陈皮　甘草　知母

栀子大青汤　治妊娠热病，发斑变黑。

黄芩　升麻　山栀各一钱　大青　杏仁各五分　葱白三茎

枳壳瘦胎散　孕妇八九月，胎气壅满，服之滑胎，易产平安。

枳壳五两　甘草一两　香附两半

每末二钱。汤下。

束胎丸　能缩胎易产。

白术　枳壳等分

水浸，烧蒸丸。

芦根汤　治妊娠呕吐不食。兼吐痰水。

生芦根七分　橘红四分　生姜六分　槟

榔二分　枇杷叶三分

空心热服。

芦根汤　治妊娠恶食，心中烦愦，热闷呕吐。

麦冬　竹茹各三两　前胡二两　橘红去白　芦根各一两

如身热四肢烦热，加地骨皮一两，水煎，分二服。

人参半夏汤　治恶阻醋心，胸腹冷痛，吐逆不食。

人参　半夏　干姜各五钱

以地黄汁浸，蒸饼丸。

缩砂散　治妊娠胃虚气逆，呕吐不食。

每砂仁末一钱，姜汁调，米汤下。

葱白汤　治胎上逼心烦闷，亦治胎动困笃。

葱白二七茎煮汁饮之，若胎未死即安，已死即出，不效再服。此方神效，脉浮滑者宜之。本草云：葱白通阳气安胎。

黄龙汤 治妊娠伤寒,得之三五日后,有恶寒发热,内有烦渴引饮小便赤涩之症,此邪在半表半里也。此方主之。

柴胡二钱　黄芩钱半　人参　甘草各一钱

加姜三枣二。如寒热往来,无汗口干,加葛根二钱,去枣,入葱白三茎。头疼不止,加川芎、白芷各一钱,去枣入葱。发热有汗口渴,加白术、花粉各钱半。脉浮大有力,大热大渴,本方合人参白虎汤,去姜枣。心烦不卧,加茯苓、麦冬各一钱。呕哕,加茯苓、半夏各一钱,去枣。胸膈满痛,加炒黑川芎、枳壳、香附各一钱。大便秘,加大黄五分,利则止,不利加一钱,以利为度。

理中汤 治妊娠霍乱腹痛,四肢逆冷,汗出脉虚弱者。

人参　白术　炮姜　炙草

三黄解毒汤 治妊娠伤寒,五六日后表邪悉去,但烦躁发热大渴,小便赤,大便秘，或利下赤水，六脉沉实，此为邪在里也，此方主之。

大黄　黄连　黄柏　黄芩　黑山栀等分

更随五脏脉症加减。如得沉弦有力之肝脉，内症烦满消渴，倍山栀，加当归钱半，甘草五分。得沉数有力之心脉，内症烦躁心中热，倍黄连，加麦冬一钱。得沉缓有力之脾脉，内症腹胀满谵妄，倍大黄，加枳实、厚朴各一钱。得沉滑有力之肺脉，内症喘咳胸满多嚏，倍黄连，加桔梗五分，葶苈一钱。得沉石有力之肾脉，内症下重足肿，寒而逆，倍黄柏，加熟地一钱，炮姜五分。

芫花散　治妊娠非娠。是得鬼胎。形如抱瓮者。

芫花醋炒　吴萸　秦艽　白僵蚕　柴胡　川乌　巴戟

共为末，酒下。

补遗方　治小儿在腹中哭。

黄连浓煎汁,母常呷之,即止。

加味逍遥散 治初次产育,产门肿胀,或焮痛不闭。

当归 柴胡 白术 白芍 茯苓各一钱 炙草五分 薄荷七叶

此逍遥散也,今加山栀、生地、白茅根。

续断汤 治妊娠下血及尿血。

当归 生地各一两 川断五钱 赤芍一钱半

每末二钱,空心葱白汤下。一方阿胶、熟地等分为末,米汤下二钱。

甘麦大枣汤 治妇人脏燥,悲伤不止。

甘草三两 小麦一升 大枣十枚

水煎,分三服。

长胎白术丸 治宿有风冷,胎痿不长,或失调理伤胎,多致损堕,常服益血养胎,调补冲任。

白术 川芎 阿胶 生地各六钱 牡

蛎二钱　川椒一钱

蜜丸。每三十九,米汤下。

桂心散　有妊娠羸弱,或挟疾病,脏腑虚损,气血枯竭,不能养胎,至胎动而不能坚固。若其势终不能安者,不如下之,免害妊妇,则以此方主之。然必确审其果不能留,方可议下。切勿造次,慎之慎之。若如此而行私妄用,则更断断不可。

一方单用牛膝一两,酒一钟,煎七分,作二服。

又方麦芽一升为末,和水煮二升,服之即下,神效。

一方取鸡子一枚,以三指撮盐放鸡子中,服之立出。

千金神造方　治妇人阴阳俱盛,名曰双躯,少阴微紧者血即凝浊,经养不周,胎即偏夭,一生一死,不去其死,害母失胎,此方主之。

蟹爪一升　阿胶三两　甘草二两生

取东流水一斗,先煎二味,至三升去

渣,化胶顿服之,不能分再服。

下胎方 治妊母因疾病胎不得安,可下之。

取七月七日法曲四两,水二大盏,煎取一盏,三分,去渣,分温三服,立下。

秦氏世传逐月养胎方

陈皮半夏汤 妊娠二月服。治有气血不足,胎气始盛,逆动胃气,恶阻呕吐,饮食少进,更详加减法。

陈皮去白盐水炒　茯苓　半夏各一钱　酒黄芩　麸枳壳　紫苏各八分　炙草五分

肥人用此,必将半夏炒黄,加姜一片。

柳青丸 妊娠三月服。

川黄连姜汁炒三次,三两。

米糊丸绿豆大,每服三四五分至七八分,即将前方煎汁送下。此须未交三月前十日服起,按三月堕胎,由心经火盛故也,故此方宜之。

安胎和气散 妊娠四月服。治有觉倦卧不安,或口苦头痛脚弱及肿急则服此,如无此等症则止药。

土白术钱半　盐广皮一钱　盐香附研二钱　茯苓八分　炒白芍　酒黄芩各一钱　川芎　炙草各五分　酒归身一钱六分

水煎服二次。热多,加黑山栀一钱。

养胎饮　妊娠五月服,治觉胎长腹重,睡卧不安。

酒洗归身　酒白芍　盐泽泻各一钱　土白术钱半　酒黄芩　麸枳壳　川芎各八分　炙草四分

二服。

大安胎如胜饮　妊娠六月服。治觉胎气不和,或渐痛胀,胎动不安。

当归二钱　焦术一钱半　酒黄芩　酒白芍　炒砂仁　茯苓　酒煎续断各一钱　炙草五分

水煎二服,六日进一服。

清胎万全饮　妊娠七月服。治觉腹大重。

阿胶蛤粉炒　熟地　酒白芍　酒黄芩

各一钱　酒川断土炒当归　川芎各钱半　炒茯苓　炒荆芥各八分　炙草五分

二服。

和胎调气饮　妊娠八月服。治觉胎气喘肿,不问有无外感。

炒陈皮二钱　酒黄芩一钱半　土炒茯苓焦术各一钱　麸枳壳八分　炙草三分

二服,七日进一服。

顺胎饮　妊娠九月服。虽无他症,亦宜顺气和中安胃,便无难产之患。

当归二钱　焦术钱半　酒黄芩　滑石末　酒苏梗　酒白芍　酒洗大腹皮各八分

二服,八日进一服。

滑胎饮　妊娠十月服。

茯苓　当归各钱半　焦术　煨川芎　制香附　广皮各一钱　苏梗八分　酒黄芩五分　炙草三分

气虚,加人参一钱。胎肥,加麸炒枳壳钱半。二三日进一服,至产方止。以上逐月养胎方止。

便产神方 专治一切产症。怀孕不拘月数,偶伤胎气,腰酸腹痛,甚至见红,势欲小产者,并一服即安,再服全愈。又或临产交骨不开,儿死腹中,横生逆产,至六七日不产,命在须臾者,服此无不神效。但临月预服三五剂,即无难产之患,真济世神方也。

蕲艾醋炒　厚朴姜汁炒各七分　当归酒洗　川芎各钱半　白芍酒炒一钱二分,冬月一钱　川贝母　菟丝子酒泡各一钱　荆芥穗　生黄芪各八分　羌活　甘草各五分　枳壳麸炒六分　生姜三片

炮制宜精,药料宜真,分量宜准,切不可增减以自误。预服者宜清晨,如临产及胎动则随时。

卷三

小 产

小产元气虚损,不能荣养乎胎而自堕。昔人譬之以枝枯则果落,藤萎则花坠是也。然或劳怒伤情,内火发动,亦能堕胎。则犹风撼其木,人折其枝也。夫火能消物,造化自然,说者乃谓风冷伤其子脏,此未得病情者也,大抵属虚属热,当视其轻重而治之耳。是知正产者,正如果中栗熟,其壳自开,两无所损。半产者,则犹之采斫新栗,碎其肤壳,损其皮膜,然后取得其实,以其胎脏伤损,胞系断坏,而后胎至堕落。故小产后须十倍调治,总以补血生肌养脏,生新去瘀为主。世有一种恣情妄为,偷生不正,或多男女,厌于养育,往往以草药毒之,每至败血不下,冲心闷乱,喘汗交作而死者,急须以解毒行血药救之,宜白扁豆散。或有受孕至三五七阳月,胎必堕者,宜未至应堕之期,先清其热,宜芩术汤、安胎丸。若气不足,预行补助,宜八珍汤。《明医杂著》云:凡小产多在三五七月,若前次三个月堕,则下胎必如期复然。故须于前次小产后,多服养气血固胎元之药,以补其虚。下次有胎,必于两个月半后,即服清热安胎药数帖,以防三月之堕。至四个半月,再服数帖,防过五月至六个半月,再服数帖,以防七月之堕。至九个月,服达生散数帖,则可保无虞矣。宜《千金》保胎丸、《金匮》当归散、芎归补中汤、五味安胎丸、安荣汤、和痛汤。孰谓小产而可忽视哉?凡小产后诸病,与产后参看。

脉　　法

《脉诀》曰:半产漏下,革脉主之,弱则血耗,立见倾危。

《脉经》曰:阴脉浮而紧,紧则疝瘕,

腹中痛,半产而胎堕。

鳌按:《脉诀》《脉经》所言,皆由内因而堕胎者,若由跌扑挫犯及误服毒药,则不得拘此。

堕 胎

陈自明曰:凡妊妇腰痛,多堕胎。又妊未足月而痛如欲产,或应产而难,或为子烦,用知母一味蜜丸米汤下,或蒲黄末水调钱许亦效。朱震亨曰:有贾氏妇,但孕三月左右,必堕。诊其脉,左手大而无力,重取则涩。知其少血也,以其妙年,只补中气,使血自荣,时正初夏,教以浓煎白术汤下黄芩末一钱,三四十帖,遂得保全而愈。

王纶曰:有数堕胎,胎元损甚者,服药须多且久,则可以留。方用四物加人参、白术、陈皮、茯苓、甘草、艾叶、阿胶、条芩。多气,加砂仁、香附。有痰,少加半夏曲。黄芩为安胎圣药,清热故也,暑月尤宜加用。养胎全在脾胃,故白术补脾,为安胎君药。若因气恼致胎不安,宜川芎、陈皮、甘草、茯苓，多加砂仁，少佐木香以行气。

王肯堂曰：袁了凡先生云：受胎在腹，七日一变，辗转相成，各有相生。今妇人堕胎，在三五七月者多，在二四六月者少。脏阴而腑阳，三月属心，五月属脾，七月属肺。当在五脏之脉，阴常易亏，故多堕耳。惟一月堕胎，人皆不知有胎，但谓不孕，不知其受而堕也。一月属肝，怒则堕。多洗下体，则窍开亦堕。既堕一次，则肝脉受伤，他次亦堕。今之无子者，大半是一月即堕，非尽不孕也。故凡初交之后，最宜将息，切勿交接以扰子宫，勿怒，勿劳，勿举动，勿洗浴，而又服养肝平气之药，胎可固矣。

万全曰：孕而多堕者，男子贪淫纵情，女子好欲性偏，又好食辛热，暴损冲任故也。其膏粱藜藿不同，欲之多寡故也。有等妇人，有胎似无胎。痰气疼痛发热，医者不明医理，不知胎宜养，病宜攻，妄施攻耗，岂不误欤？故养胎者血也，护胎者气也。或有妇人小产太多,至中年欲保全,设法服药,但欲心不绝,又百凡上气,逆损冲任,因而殒命者有之。

又曰:脾胃伤则胎易堕。寒热交杂,子亦多痰。况多食酸伤肝,多食苦伤心,多食甘伤脾,多食辛伤肺,多食咸伤肾。随其食物,伤其脏气,不但胎易堕,即不堕,子病亦多。

又曰:喜伤心,气散。怒伤肝,气上。思伤脾,气郁。忧伤肺,气结。恐伤肾,气下。母气既伤,子气应之。母伤则胎易堕,子伤则脏气不和,多盲聋、喑哑、痴呆、癫痫。

又曰:孕后行立坐卧若太久,则筋骨肌肤受伤。子在腹中,气通于母,必有伤者。睡卧处要人护从,恐邪气侵也。虚险处毋往来,恐堕跌也。

张介宾曰:凡堕胎者,或气虚而提摄不固,或血虚而灌溉不周。故善保胎者专顾血,虚以胎元饮为主,次则芍药芎归汤,

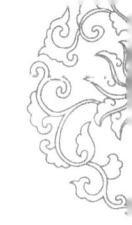

次则泰山磐石散、千金保孕丸，皆有夺天之功。又胎热者血易动，血动者胎不安，故堕于内热，而虚者正多。如脾气虚而血热者，四圣散。肝肾虚而血热者，凉胎饮。肝脾虚而血热者，固胎煎。此外凡有他症而胎不安者，当于安胎条中酌治。

陈士铎曰：小产非正产之症，亦可作产前治。盖小产之气血亦大伤，宜急补之，则日后坐胎不致再有崩漏。用人参、当归、白术各五钱，茯苓三钱，熟地一两，杜仲二钱，炮姜五分。此方乃补气补血之圣方。胎动而下，必损带脉，补其气血。则带脉损处可以重生，他日受孕，不致有再损之虞。

武之望曰：日月未足，胎气未全而产者，谓之半产，俗呼小产。由妊妇冲任气虚，不能滋养于胎，胎气不固。或颠扑闪堕，致气血损动。或因热病温疟之类，皆令半产。忌黑神散，恐犯热药。转生他疾，宜玉烛散、和经汤之类。

薛氏云：小产重于大产，但人轻忽致血者多，治法宜补形气，生新血，去瘀血。若未足月痛而欲产，芎归补中汤倍加知母止之。产而血不止，人参黄芪汤。产而心腹痛，当归川芎汤。胎气弱而小产，八珍汤。血出过多而发热，圣愈汤。汗不止，急用独参汤。发热烦躁，肉瞤筋惕，八珍汤。大渴面赤，脉洪而虚，当归补血汤。身热面赤，脉沉而微，四君加姜、附。东垣云：昼发热而夜安静，是阳气自旺于阳分也。昼安静而夜发热，是阳气下陷于阴分也。昼夜俱发热，重阳无阴也，峻补其阴。王太仆云：如大寒而甚，热之不热，是无火也。热来复去，昼见夜伏，夜发昼止，时节而动，是无火也。如大热而甚，寒之不寒，是无水也。热动复止，倏忽往来，时动时止，是无水也。阳气自旺者，四物二连汤。阳气陷于阴者，补中益气汤。重阳无阴者，四物汤。无火者，八味丸。无水者，六味丸。

治小产病方

白扁豆散 治服打胎毒药。

白扁豆为末,新汲水下三钱即苏。口噤者抉口灌之。

芩术汤 清热安胎。

条芩 白术

安胎丸 治同上。

即将前方为丸,白汤下。

金匮当归散 治同上。

黄芩 白术 当归 川芎 白芍各一两

每末二钱,酒下,或酒糊丸,米汤下亦可。

鳌按： 古人用术燥湿,芩清热固已。而胎尤赖血培养,此方加芎归芍以补血,则胎自安,且易产。所生子更无胎毒,痘症亦稀也。素惯小产者更宜服,以清其源。

五味安胎丸 治同前。

即前方用酒糊丸,此方白术减半。

芎归补血汤 治同上。

当归 黄芪 白术 杜仲 白芍各一

钱　干姜　阿胶　五味子　川芎　木香　人参　甘草各五分

一方无木香。此兼治胎漏而堕。

安荣汤　治同上。

熟地　白芍　川芎　桑寄生　当归　阿胶　香附　白术　砂仁　黄芩各一钱　糯米百粒

和痛汤　治小产心腹痛。

四物各钱半加　延胡索一钱　泽兰　香附　青皮各八分　桃仁　红花各五分,加酒、童便

千金保胎丸　凡妇人三月小产者,虽气血不足,乃中冲脉有伤,中冲脉即阳明胃经,供应胎孕。至此时必须节饮食,绝欲戒怒,庶免小产之患,服此可以保全。

姜汁炒熟地　土炒白术　姜杜仲　酒当归　酒续断　阿胶珠　四制香附　益母胶　条芩各二两　陈皮　醋艾叶　川芎各一两　砂仁五钱

枣肉丸。

泰山磐石散 治气血两虚,或肥而不实,或瘦而血热,或肝脾素虚,倦怠少食,屡致堕胎。

人参　黄芪　当归　川断　黄芩各一钱　熟地　川芎　白芍各八分　白术二钱　炙草　砂仁各五分　糯米一撮

但觉有孕,每三五日进一服,至四月后无虑矣。

凉胎饮 治胎气热而不安。

生地　白芍各二钱　当归　黄芩各一二钱　甘草七分　枳壳　石斛各一钱　茯苓一钱半

热甚加黄柏一二钱。

胎元饮 治冲任失守,胎元不安不固者。随症加减用之。或间日,或二三日服一。

人参随宜　当归　杜仲　白芍各二钱　熟地二三钱　白术钱半　炙草一钱　陈皮七分,无滞者不用

四圣散 治漏胎下血。

黄芩　白术　阿胶　砂仁等分

每末二钱，艾汤下。　一方有芍药，无阿胶。　此方若改汤剂，砂仁减半。

固胎煎　治肝脾多火多滞。而屡堕胎者。

黄芪二钱　白术一二钱　陈皮一钱　当归　白芍　阿胶各钱半　砂仁五分

四物二连汤　治血虚发热，或口舌生疮，或昼安夜热者。

四物加胡黄连、宣黄连各一钱

临　产

夫胎前产后，皆为易病之时，皆为易病而难治之时，尤不若临产时为更危险也。盖产之易者，诸凡顺当，母子俱安。产之难者，生死反掌，必须救治，方能起死回生。稍不急救，多致夭柱。救不得法，药不应手，亦莫能全生，可不惧哉？盖有少妇初生，神气怯弱，子户未舒，腰曲不伸，辗转胎侧，儿不得出，故难产者。有中年妇人,生育多,气血虚而难产者,须胎前服调理之药,乃易产。有临产努力太早,儿转未逮,以致胎落于胯,及儿欲出时,母力已乏,而难产者,先以独参汤接力。次服药,宜滑胎散。有将产之际,愚蠢稳婆,不审其偏正,每腹痛,努力催生,以致横生逆产者,宜催生四物汤。有体肥脂厚,平素安逸而难产者。有石矮妇人,交骨不开而难产者,盖交骨不开,乃元气虚弱,胎前失于调养,以致气血不能运达而然也,宜加味芎归汤、交骨不开方。有破胞久,浆水沥尽,产门风进,产路干涩而难产者,俗名沥胞生,宜神应散。有血先下,或胞浆先下,子逆上冲者,宜子逆汤、黄葵子散。有产不下,横逆生而欲绝者,宜加味芎归汤,有临产腰腹酸疼见红者,宜催生如意散。有胎死腹中不下者,验其舌色青黑腹冷是也,宜二陈汤加朴硝五钱,即朴硝一味亦可。若天寒时,须使胎得暖气才下,急服药,宜官桂丸。此方暑天及内热者皆禁用。其死胎不下,反上冲心而欲绝者,急服药,宜牛膝二两,砂仁、丹参各二钱煎,虚加人参。又方,伏龙肝末酒下。有腹中积水,腹大异常,脉细而弱,名曰胞水。临产必去水斗余方产者,方载胎前。有临产去血太多,昏不知人,产下即死,曰血晕者,宜芎归汤。若产后虚脱,兼防血晕,宜人参、鹿角胶、苏木煎,入童便服。有火盛血奔上而昏晕者,宜清魂散。如不醒,以韭汁和醋灌之。或醋炭法熏之。又不醒,急掐人中,提顶心头发,姜汁童便灌之,即活。有失血过多,虚热太甚,目暗神昏,手足冷者,宜川芎、当归、人参、姜、桂。汗多加黄芪。有才产,忽然噤口,语言颠倒,乍见鬼神,由败血攻心者,宜妙香散。有临盆用力太过,气血晕闷,不省人事者,宜胶珠汤。有将产而痢不止者,宜四君子汤加白芍、杜仲、赤石脂、菟丝子、建莲、山药、芡实、砂仁。有子下而胞不下,由败血灌入胞中者,宜牛膝归尾汤、牛膝芒硝酒。

或草纸烟熏其鼻,令纳气自下。或胞不下,而脐腹坚,疼胀急,病更甚,宜牛膝汤。有儿胞下后,膀胱落下,名曰茄病。或由临盆用力太过,或由血气两虚,其色紫者可治,白者难治。先用熏洗法,宜急以黄连、狗脊、五倍子、水杨根、枯矾各一钱,为末煎汤,先熏后洗,乘热轻轻托进,一二日自愈。急服药,宜补中益气汤、十全大补汤。去芪、苓,加陈皮、枳壳、茱萸。有子宫落下,痛不可忍,名曰㿗①疾者,宜铁粉散。外用托药或掺药。有气血虚而产门不闭,必须大补者,宜加味芎归汤。一法用石灰炒热,淬水洗,即闭。至临产危症,莫有如偏产、倒产、横产、碍产、盘肠产、闷脐产数大端,最为生死交关之候。然亦非无法以处之者,切不可惊惶扰乱,致产母心怯,然后依法治之,无弗安然也。其原由方治,俱采前人之论,详录于后,以前人

---

① 㿗(huì):《说文》解释"肿旁出也"。此指子宫脱出之类的疾病。

论极明当,毋庸续说也。其有胞水先破,不即产,甚至延及两三日、四五日者,此亦甚险。急早调治,宜鱼胶五钱,煅存性,酒下,或冬葵子三钱,炒,煎服。夫如是而临产之病,庶可免矣。

脉 法

《脉经》曰:怀妊离经,其脉浮,设腹痛引腰脊,为今欲生也。

又曰:怀妊六七月,脉实大坚牢,弦紧者生,沉细者死。

又曰:脉匀细,易产。大浮缓,气散难产。

《脉诀》云:欲产之妇脉离经,沉细而滑也同名,夜半觉痛应分诞,来朝日午定知生。

又曰:身重体热寒又频,舌下之脉黑复青,反舌上冷子当死,腹中须遣母归冥,面赤舌青细寻看,母活子死定应难,唇口俱青沫又出,母子俱死总教弃,面青舌赤沫出频,母死子活定知真,不信若能看应验,寻之贤哲不虚陈。以上附验看生死法。

李梴曰:临产六至,脉号离经,或沉细滑,如无即生,浮大难产,寒热又频,此是凶候,急于色征,面颊唇舌,忌黑与青,面赤母活,子命必倾。若胎在腹,子母归冥。

产　难

严用和曰:有欲产运闷者,乃临产时气血忽然晕闷,不省人事。盖因用力太过,脉理衰微,精神困倦,心胸痞闷,目眩口噤,面青发直,命在须臾,急用来苏散。有胞肥难产者,乃身居富贵,口厌甘肥,聚乐不常,食物无度,既饱便卧,致令胞胎肥厚,根蒂坚固,行动气急,盖缘不曾预服瘦胎之药,故至难生。入月可服无忧散,则易生。

万全曰:凡临产一二日间艰难者,只以加减五苓散主之。如过二三日,人事强实,饮食能进者,此胞将乾涩也,加味四物汤调益元散主之。如过二三日,人事困顿,饮食少者,此中气不足,不能运动其胎也,加味四君子汤主之。如三四日不产,或胎死腹中者,夺命丹主之。

又曰:凡儿逆生,切不可用针刺足心,及盐涂之法。儿痛上奔,母命难存。

又曰:凡患盘肠生,恐防再犯者,宜于此后无孕时,多服地黄丸,加五味子一两,肉桂一两,以固下元之关键。及有孕时,多服胡连丸加人参一两以补气,又服三补丸以凉血。如滑胎瘦胎之药,切勿轻服于入月之时。再服八物汤加诃子、瞿麦、蜜炙粟壳。服十余剂,庶可免矣。

张介宾曰:妊娠将产,切不可占卜问神,使巫觋妄言凶险,恐吓谋利,祷神祈佑,产妇闻之,致生疑惧。夫忧虑则气结,滞而不顺,多致难产。切戒。

又曰:滑胎法,惟欲易产耳,然难产之由,在血之盈虚,不在药之滑利。盖血多则润而易产,血亏则涩而难产。故于未产前,但宜以培养气血为主。如滑胎煎、五福饮、小营煎、四物、八珍之类,即皆滑胎要药。若用过滑利,或产期未近,无火无滞,而妄用清火行气沉降等寒凉药,必能暗残荣气,走泄真阴,多致血亏气陷,反为临期大害。若果肥盛气实者,紫苏饮、保生无忧散、滑胎枳壳散之类,皆可选用。

死　胎

陈自明曰:子死腹中,多因惊动太早,或触犯禁忌,其血先下,胎干涸而然也。须验产母舌。若青黑,其胎死矣,当下之,用平胃散一两,入朴硝五钱,水酒煎妙。又热病至胎死,亦用前方效。

郭稽中云:母本患热病,脏腑极热,熏煮其胎致死。而用黑神散热药者,儿死身冷不能出,暖之即出也。

刘完素曰:儿死腹中,及血暴下,胞干不能产者,半夏汤。胞死不下,三一承气汤调益元散五钱,或须臾再用油浆调益元散温服,前后俱下而胎下,可活产母也。夫难产死胎不下,皆由风热燥涩,紧敛结滞,产户不得自然开通,故其症逆。脉弦数而涩,面赤或青,或变五色,腹满急痛,喘闷,胎已不动者是也。手足温而脉滑者,只为难产,但宜滑胎催生,慎不可下也。

李梴曰:双胎一死一生者,用蟹爪一盏,甘草二两,东流水十盏,煎三盏。化阿胶三两,分三服。则死者出,生者安。

又曰:通下死胎,用霹雳丹、夺命丸。外用如圣膏涂足心,仍用催生药,及通关散,吹鼻即下。

胞衣不下

郭稽中曰:胞衣不下,因气力疲惫,不能努出。或血入衣中,胀大而不能下。致心胸胀痛喘急,速服夺命丹,血散胀消即下。牛膝汤亦效。亦有胎下力弱,不能更用气力,产胞经停,遇风冷乘之,血道闭涩,故胞衣不下者,急取黑豆一合炒热,入醋一大盏,煎三五沸,分三次温服。

陈自明曰:若肠出而气虚不能入,补中益气汤。或蓖麻子一两研涂母头顶心,即上,急洗之。胞不下,涂右足心,一下即洗去,缓则仍入。益母丸亦效。其血流胞下者,急用夺命丹、失笑散,以消瘀血。缓则不救,其元气虚不能送者,腹中不胀痛,用保生无忧散,以补固元气。

催生法

王肯堂曰:滑以流通滞涩,苦以驱逐闭塞,香以开窍逐血。气滞者行气,胞浆先破疲困者固血。

张介宾曰:所谓催生者,不过助其气血而利导之。直待临期,乃可用脱花煎,或滑胎煎,随症加减主之。或经日久,产母困倦难生,俱宜服滑胎煎,以助气血,令儿速生。其有气虚无力,艰于传送者,独参汤随多少接济其力,皆为催生要法。若期未至,而妄用行气导血等剂,亦犹宋人之揠苗耳。

临产斟酌

《保产要录》曰:临产时,最戒用力太

早要紧。《脉诀》云：夜半觉痛应分娩，来朝日午定知生。由此言之，则身痛半日后便不宜早用力，恰当产也。但产之难易，人各不同，时亦有异便不可执定半日痛之说。有素易产，素难产者，有先难后易，先易后难者，俱无一定。如临产腹痛不生，非是难生，还是子未出胎产，母切勿惧怕，即一二日至三五日无妨，安心定气，任其自然，勉强忍痛要着，进其饮食要着，要坐则坐，要行则行，要睡则睡。莫听稳婆逼迫，用力太早，自己亦勿求速，旁人亦勿多言，惊慌恐惧以乱其心，时至自然分娩。

一稳婆逼迫有二，有不知时候，惟恐后时者；有急完此家，复往他家者。极误大事。

一未产前几个时辰，子亦要出产户，转身至手，被母用力一逼，即手先出，转身至脚，母力一逼，即脚先出。横生倒生，皆因错于用力。其实无手足先出之理，但于将产时，稳婆以意推度，产妇以意审详，必是脐腹痛急，腰间重痛，眼中如火，粪门迸急，胞水或血俱下要紧须令产母知之。此时子已出胎，产母方用努力，庶不误事，如数征未到，即半日一日不产，切不可老少惊惶，求神许愿要紧。恐产母见之，必生忧虑。

——有忧虑，自然胆怯力衰，饮食难进。亦不可悯其痛楚，急欲离身，强之用力更要紧。用力太早，关系母子性命，可不畏哉！

——有用力太早，致水衣先破，被风所吹，因而产户肿胀，干涩狭小，但从容俟之无妨。又有稳婆无知，或有意害人，私掐破水衣者，极要关防。

——将产，最戒曲身眠卧八九月即宜戒之，临产尤要。盖产母畏痛，多不肯直身行动，以致胎元转身不顺，儿将到产门，被母曲腰，遮闭再转。又转闭则必无力而不能动，决是难产。人见其不动，则为死胎，其实因无力，非死也。此时任有良方妙药，不能令子有力而动，只要产母心安气和，渐渐调理，可保无虞。又有胞水已下，子忽不动,停一二日三五日者,调治之外,切戒惊恐忧惧暴躁。盖惊则神散,忧则气结,躁暴则气不顺,血必妄行,多至昏闷。知此善调,自然无患。

一将产时,须戒喧闹,进饮食。盖进饮食,则气充胆壮,不致虚乏无力,戒喧闹则专静自安,不致疑惧惶惑。

一临产腹痛,而腰不甚痛者,产未急也。须扶起直身而行要紧。若行不得,则倚物而立要紧。

一产时,以饮食为本,有等妇人,临产不能饮食,则精气不壮,以何用力。必未产前预买人参二三钱,将产煎服,大助精力,胜于肉食。

一交骨不开,由元气素弱,胎前失于调摄也,用加味芎归汤立验。

一天气寒冷,产母血气凝滞,儿不能速生,故衣裳宜厚,产室宜暖,背心亦宜温和,庶儿易生。

一盛暑之月,产母宜温凉得宜,热甚

则头痛面赤昏晕，若产室人多，热气蒸逼，亦致此患。若夏月风凉阴雨，亦当谨避。

一将产，错用努力，手先出者，名横生。俗为觅盐生。夫盐主收敛紧缩，且蜇人痛，儿手得盐，且痛且缩，自然转身生下。其法急令产母仰卧，略以盐半分，涂儿手心，仍抹香油轻轻送入，推上扶正。直待儿身转头出，然后服济生方药，以助精力。渴则以蜜半小盏，香油半小盏，入滚水化开饮之，可以润燥滑胎，令其易产。饥则食稀粥，令其中气不乏，审是儿欲来，方扶挟起身，用力一送，儿即生矣。如送手入后，儿转身快，则不必服药。足先出者，亦治如上法。

一手足先出之患，其始因稳婆不知时候，误叫用力。继稳婆无主张，任其出而不知治法，反叫用力而致伤命。今后但见儿手足稍有出意，即令产母仰卧，轻轻送入，莫令多出。盖出少则易入，时未久则易入。若出久，则手足青硬，而子必伤，难以扶入。且手足出非药可入。又切不可听凶妇用刀断儿手_{痛哉切戒},儿手一断,则必腹中乱搅而两伤矣。

——产母危急时,当看面舌,面青母伤,舌青子伤,面舌俱赤,子母无恙。唇舌俱青,子母难保。凡产时子死腹中,服回生丹三丸立下,产母无恙。若一时无此药,以平胃散一两,投朴硝五钱,煎四五沸温服,其胎化水而出,即不服药。人不慌忙逼迫,亦迟迟生下而不伤母。盖入腹中极热,惟不忙迫,产母安心饮食,腹内热气熏蒸,胎自柔软腐化,或一二日、三四日,自然生下。但所出秽气,令人难闻,此可见死胎,不必用力,况活胎乎。

——见有怪胎,人不惊慌,亦自然生下。但稳婆有见识者,勿令产母见之更妙。

——产时门户俱正,儿已露顶而不下,此因儿转身,脐带绊其肩也,名曰碍产。治法令母仰卧,轻轻推儿向上,以手指轻按儿肩,去其脐带,候儿顺正,扶挟起身,用力送下。又有生路未正,被母用力一逼,令儿偏柱左右腿畔,儿头在产户不下,但云儿已露顶,非顶也,乃额角也,名曰偏产。治法亦令产母仰卧,轻轻推儿近上,审是偏左偏右,以手扶其头顶端正,用力送下。又有头之后骨偏柱谷道,儿乃露额,名曰帐后。治法于谷道外旁,轻轻推儿头令正,然后用力送下。或用膝头令产母抵住亦可。三产之难,皆母曲腰坐卧用力太早致之。三手法,必历练有分晓者,不可轻易。

一儿出户时,人即以两手轻抱产母胸前,产母自亦以两手紧抱肚脐,令胎衣下坠。如胎衣来迟,只管断脐洗儿,但先用软绢物,系住脐带,然后断脐,系时宜轻巧牢固,此带极脆,要用心拿定,若血流入衣中,血胀不下,治之少缓。胀满以次上冲心胸、疼痛喘急者,难治。但服夺命丹。以速去衣中之血,血散胀消即下。回生丹最妙,服至三丸,无不下者。如无,牛膝汤亦可,济生汤亦可,用滚酒服失笑散亦可。若腹痛,手按稍缓,此气虚不能送出也,用无忧散、回生丹妙,益母丸亦妙。有用便捷方,以草纸烟熏产母鼻,令气内纳即下。或以滚水一杯,磨好墨一二匙冲服即下。

一盘肠生者。未产肠先盘出,其治法,急将净盆盛温水,寒天即热水,少入香油养润,待儿并胞衣下时,产母略仰卧,自己吸气上升,稳婆香油涂手,徐徐送入。一法以磁石煎汤服之,即收上。磁石须阴阳家用过有验者。又一法,蓖麻仁四十九粒研涂产母头顶,肠收上,急洗去,迟则有害。又一法,半夏末搐鼻中,肠自上。又一法,以麻油润大纸捻点火吹灭,以烟薰鼻,肠即上。又一法,肠出盛以洁净水,浓煎黄芪汤浸之,肠即上。此法最佳。唯服大剂补中益气汤更妙。又有儿并胞衣下后,膀胱壅出产户者,同前法送入。此皆用力太早之故。送入后,宜服安内脏药。

一闷脐生者,儿粪门有一膜,闭住儿

气,故不能出声。以手微拍之,则膜破而能哭矣。如拍之不破,须女人轻巧者,以银簪脚轻轻挑破甚便,或不能挑,急用暖衣紧包,勿令散放,以热水浸其胞衣,寒天则加火热之,久则热气内鼓,其膜自破,出声而苏。

——产后产门不闭,乃血气虚也,服加味芎归汤。总以补气血为相宜。

《达生篇》说

亟斋居士曰:临产有六字真言,一曰睡,二曰忍痛,三曰慢临盆。又曰:或问临盆服药,有益无损否？曰:安得无损,鼠兔二丸,大耗气而兼损血。回生丹大破血而兼损气。盖鼠兔例用香窜之药,产时百脉解散,气血亏虚,服此散气药,儿已出而香未消,其损多矣。且令毛窍开张,招风入内,祸不可言。回生丹以大黄、红花为君,其余亦多消导之品,血已耗而又大破之,多致产后发热等病,遗患无穷。都只谓产后失调,谁复归咎于药？按此数方,古人称为神灵奇宝者,尚然如此,其他可知。或又问总无可用之药乎?曰:有。只须加味芎归汤、佛手散二方用之不尽矣。盖胎时全要血足,血一足如舟之得水,何患不行。二方皆大用芎归,使宿血顿去,新血骤生,药味随地皆有,且使身体壮健,产后无病,真正有益无损。此皆先贤洞明阴阳之理,制此神方,以利济后世。奈何人只求奇怪之药,不论损益,岂不可叹!

临产逐条要论

《医宗金鉴》坐草条曰:凡产妇坐草,最要及时,不可太早。若儿身未顺,宁可迟迟,宽心以待。

又临盆条曰:凡儿之生,自有其时。时至则儿身转顺,头顶正当产门,胞浆大来,腰重腹痛,谷道挺迸,产母中指中节或本节跳动。此方为正产之时,方可临盆用力送儿,自顺生矣。

又曰:临产之家,必用收生婆,须预择老成历练,明白经事之人。无故切勿令其先使手法,如试水探浆等事,但嘱令宽心宁耐可也。

又惊生条曰:产室之内,不可多人。人多则语声喧华,产母之心必惊,惊则心气虚怯,至产时多致困乏,号曰惊生。有如此者,须急急摒出,只留服役一二人,使寂静而无嘈杂之声,则母心始安,安则其心亦宁静矣。

又产室条曰:产室之内,四时俱要寒温适中,若大热大寒,均不相宜。夏月必须清凉,勿使炎热,致产母中暑晕迷。冬月必须温暖,勿令寒冷,以致血凝难产。

又曰:妊娠月数未足时,或腹中痛,痛定如常者,此名试胎,宜养血以安其胎。若月数未足,腹痛或作或止,腰不痛者,此名弄胎,不宜轻动。二者均非正产之时,切勿躁扰疑惑,惟宜宁静以待其时。

体元子借地法:东借十步,西借十步,南借十步,北借十步,上借十步,下借十步,壁方之中,四十余步,安产借地。或有秽污，或有东海神王，或有西海神王，或有南海神王，或有北海神王，或有日游将军，白虎夫人，远去十丈。轩辕招摇，举高十丈。天符地轴，入地十丈。令地空闲，产妇某氏安居，无所妨碍，无所畏忌，诸神拥护，百邪速去，急急如律令敕。此借地法，于入月第一日朱书一幅，贴产妇房内墙壁上，更不须避忌诸神煞也。

治临产病方

加味芎归汤 治一切横生倒产，沥浆生，交骨不开，子死腹中等症。大剂连服，即生，神验。

当归二钱半　川芎一钱　龟板一钱，酥炙　生子头发瓦上炙存性，一钱

水煎服。如人行五里许即生。一方当归一两，川芎七钱，龟板一个，头发一握。分量多少，临时酌量。

佛手散 治一切横生倒产，子死腹中。

当归五钱　川芎三钱

水七分,酒三分,同煎七分服。一方,遇横生倒产死胎,加马料豆一合,炒,乘热淬水中,加童便一半煎服,少刻再服。

滑胎饮 治临产努力太早者。

滑石一两　冬葵子五钱　甘草一钱

酒下末二钱。

催生四物汤 治横生逆产。

四物汤加　枳壳　蜀葵子

交骨不开方 治交骨不开。

人参二钱　生地三钱　当归钱半　牛膝钱六分

神应散 治沥胞生。

生蜜　酒酿　菜油各半杯

煎数沸,入童便,润肠易产。

子逆汤 治子逆冲上。

人参二钱　砂仁一钱　菜油熬一两

黄葵子散 治同上。

黄葵子七十粒

炒研,酒下。

催生如意散 治临产前先见红。

人参　乳香各一钱　辰砂五分

鸡子清调姜汤下。

平胃散　治死胎不下，指甲青舌青，胀闷，口中作屎臭。

苍术　厚朴　陈皮各一钱　炙草五分

水酒煎好，入朴硝五钱，再煎三四沸，温服，其胎化血水下。或只用朴硝五钱研细，童便调，温服亦妙。或用二钱，顺流水下。

官桂丸　治同上。

当归　官桂　甘草　白芍　炮姜　生地各一两　黑豆三两

共为末，酒下。

清魂散　治产时血晕。

泽兰　荆芥　人参各一钱　川芎四钱　甘草三分

为末。

牛膝归尾汤　治胞衣不下。

牛膝　归尾　木通各三钱　滑石四钱　秋葵子　瞿麦各一钱半

牛膝芒硝汤 治同上。

牛膝　芒硝　当归　红花　桃仁

酒煎。

牛膝汤 治同上。

延胡索五钱　牛膝　当归各三钱

酒煎。

妙香散 治败血冲心。

麝香一钱，另研　辰砂三钱，另研　木香二钱半，另研　姜山药　远志　茯苓　茯神各一两　人参　桔梗　甘草各五钱

酒下二钱。

二茰散 治茄病。

吴茰　山茰　川楝子各一钱　白蒺藜九分　海藻　延胡索　桔梗　青皮各八分　小茴　五味各七分　茯苓五分

米汤下。

铁粉散 治子宫不收。

当归　磁石各五钱　铁粉三钱

共为末，米汤下。

托药 治同上。

蓖麻叶有角者,捣烂,加枯矾末,以纸片摊药托之。

掺药 治同上。

先用淡竹根煎汤洗净,次以五倍子、白矾共为末,掺之。

难产方 总治产难。

川芎　当归　榆皮　龟板　百草霜各一钱　前胡七分

胜金丹 治虚劳,妇人临产。

人参　白芍　赤芍　川芎　丹皮各两半　肉桂　茯苓　牛膝各二两半　当归　白薇各四两　藁本三两

以上药合一处,酒浸一日,井水淘出,焙末。

四制香附末一斤,熟地四两打和一处,再入　赤石脂　白石脂各二两　乳香　没药各一两　琥珀　朱砂各五钱

蜜丸,金箔为衣。酒下,汗出愈。兼治子宫虚冷不育,服二十丸即孕。又治积年手足麻痹,半身不遂。又下死胎。又治

崩带，又治产后等疾。不论远近，并宜服之。又治男子五劳七伤。

如圣膏 治难产，及死胎不下，十分危急者。

巴豆去壳十六粒　蓖麻子去壳四十粒　麝香二钱

同打如泥，摊绢帛，贴脐上一时，产下急急洗去。

夺命丹 治产后血入胞衣，胀满冲心，日久不下，危急者。

炮附子五钱　丹皮　炒干漆各一两

以醋一升，入大黄末一两，熬成膏，和丸。酒下五十丸。

牛膝汤 治胞衣不下，腹胀满即杀人，服此即烂下。

滑石末三钱　冬葵子二钱　木通　当归　牛膝　瞿麦各钱半

夺命丸 治小产下血多，子死腹中，憎寒，手指唇口爪甲青白，面色黄，黑胎上抢心，闷绝欲死，冷汗出，喘满不食，或误服毒物草药,伤动胎气,下血不止,胎尚未损者,服之可安,已死可下。若胎腐腹中危急者,立可取出。此方的系异人传授,至妙。

桂枝　丹皮　赤苓　赤芍　桃仁等分

蜜丸芡子大。空心服三丸,淡醋汤下,此即仲景桂枝茯苓丸,但用淡醋汤下不同耳。

蟹爪散　下胎极效。妊妇有病欲去胎者宜此。

蟹爪二合　桂心　瞿麦各一两　牛膝二两

每末一钱,空心酒服。

滑胎煎　临月宜常服数剂,以便易生。亦治胞衣不下。

当归三五钱　熟地三钱　杜仲　山药各二钱　川芎　枳壳各七分

食前温服。气弱体虚,加人参、白术。随宜用之。

又方　治同上。

阿胶八两　滑石三两　车前子一升

每末方寸匕,米饮下,日二服,至生月,乃服此药,大利九窍。切不可未至临月,先服或多服。虚弱人亦不可服。

保生无忧散　治胎肥气逆,临蓐难产。

酒浸当归　盐枳壳　川芎　木香　白芍　炙草各钱半　血余炭另研　乳香另研,各五分

水煎,入二末,不拘时服。

半夏汤　治胞干,不能生产。

半夏曲两半　肉桂七分　大黄五分　桃仁略炒,三十枚

先服四物汤一二帖,次服本方,每咀片一钱,加姜三片煎。

小营煎　治胎衣不下,临月服之亦易生。

炒白芍　当归　山药　杞子各二钱　炙草一钱　熟地二三钱

食远温服。

脱花煎 凡临盆将产者,宜先服此药催生最佳,并治难产。经曰:或死胎不下。俱妙。

川芎二钱　当归七八钱或一两　肉桂一二三钱　牛膝二钱　车前子一钱半　红花一钱,催生不用亦可。

水二盏,煎八分,热服,或服后饮酒数杯亦妙。若胎死坚滞不下者,加朴硝三五钱即下。

胡连丸 安胎圣药。

条芩四两　砂仁略炒　炙草各一两　白术　莲肉各二两

用山药四两,打糊为丸。米饮下。

寿脾煎 一名摄营煎,治心脾气虚,胎动不安。

白术二三钱　当归　山药各二钱　枣仁钱半　炙草一钱　远志三五七分　炮姜一二钱　炒莲肉二十粒　人参一二钱

急者随症多加。

五福饮 治气血俱虚,胎动不安。

人参随宜　熟地二三四钱　当归二三钱　炙草一钱　白术钱半

食远温服。

紫苏饮　治妊娠失调，胎气不安，上攻作痛，名曰子悬。并临产气结不下等症。

人参　甘草各五钱　大腹皮　川芎　紫苏叶　白芍　陈皮　当归各一两

每粗末一两，加葱姜煎。一方，无人参有香附。又一方无川芎，名七宝散。若肝脾气血虚而有火不安者，宜兼逍遥散。若脾气虚弱而不安，宜四君芎归汤。

滑胎枳壳散　妊娠七八月，宜常服此，滑胎易产。即湖阳公主所服方也。

麸枳壳二两　炙草一两

每末三钱，千沸汤点服。一方，加当归、木香等分，蜜丸。所以佐枳壳之苦寒也，名内补丸。

来苏散　治临盆用力太过，气脉衰弱，精神困倦，目眩头晕，口噤面青发直，不省人事。

木香　神曲　陈皮去白　麦芽　阿胶　黄芪　白芍　苎根　甘草各三钱　糯米一合半　炒黑生姜一钱

水煎，如不下，抉口灌之，速进为妙。

加味四君子汤　治呕逆不止。

人参　白术　茯苓　炙草　半夏　陈皮　藿香　砂仁

每粗末四钱，加姜三枣二煎。

油蜜煎　治难产，沥浆胞，干胎不得下。

香油　白蜜

童便各一碗，和匀，慢火煎一二沸，掠去沫，入滑石末一两。或益母草末，搅匀，顿服。外以油蜜于母腹脐上摩之。一方，止用油蜜童便，能下难产。

霹雳丹　治临产忽然气痿，目翻口噤，面黑唇青，沫出，子母俱损。两颊微红，子死母活。

蛇退一条瓦罐内煅　蚕退烧存性二钱　男

发灰一钱　黑铅二钱半　制水银七分半　千里马即路上左脚草鞋一只取鼻洗净烧灰一钱

猪心血丸桐子大,金箔为衣。每二丸,倒流水灌下,或入伏龙肝调下。生着儿头戴出。

黑神散　一名催生如圣散。治横生逆产,其功甚大。并治胎前产后,月水不止崩漏等症。

白芷不见火　百草霜等分

每末二钱,以童便米醋和如膏,加沸汤调下。或童便酒煎,进二服,血得黑则止。此方大能固血,又免血涸甚妙。一方加滑石末煎,芎归汤送下。

附前人效方

三合济生汤　治临产艰难,虽一日不下者,服此自然转动下生。

当归三钱　川芎　枳壳各一钱　香附　大腹皮各一钱半　苏叶八分　甘草七分

水煎,必待腰腹痛甚,服之即产。一方,加白芷一钱。此方乃以枳壳芎归达生三方,抽其精粹而成合此汤。

产难方 治产难,累日气力乏尽,不得生。此是宿有病者,宜此方。

阿胶二两　赤小豆二升

水九升,煮豆令熟,去豆,化胶,每服五合,不觉更服。不过三服,即出。

胜金丹 治难产神效。

败兔毫笔头一枚,烧灰研细,生藕汁一盏下之,立产。若虚弱及素有冷疾者,恐冷动气,即于银器内重汤温过服。

卷 四

产 后

俗云：胎前一团火，产后一盆冰，理固然也。盖以胎前每多邪热，易至气血沸腾，故如火。产后真元大损，气血空虚，其如冰也必矣。故产后之疾，先以大补气血为主。纵有他疾，亦以末治之。或欲祛邪，必兼补益。此大较也。其间又当细分气虚血虚，血闷血脱，症候之别，以或补或泄之。盖气虚者当补气，血虚者当补血。血闷者婴儿下盆之后，血上冲心，以致牙关紧闭面色赤，脉洪数。须问产时去血多少，可以行瘀药导之。血脱者，因儿下之时去血过多，面色白，唇舌色淡，短气不足以息，脉来或沉或浮，宜用人参，即血脱补气之说也。然亦有血虽脱而瘀血未尽者，其腹内痛，必攻补兼施，血脱者但骨节痛，以此为辨耳。夫产后气血大亏，固多虚症，然有全虚者，或有虚实兼者，间又有全实者，亦不可不辨，概作虚治，其说详见于后张氏论中。

至月内产母，切不可恃健，不自保重。或劳碌以损荣，或多食以伤胃，外感六淫之邪，内伤七情之气，倘丝毫犯之，甚至恶露未尽，而作热作疼，真元难复，而为劳为瘵，其为患有不可胜言者。夫力壮易产者，尚不免感疾，况素虚弱，而可不慎乎！

盖产后病最重而难治者，莫如蓐劳。蓐劳之由有二：一由内伤，因产理不顺，调养失宜，或忧劳思虑，伤其脏腑，荣卫不宣，令人寒热如疟，头痛自汗，痰咳气逆，虚羸喘乏，体倦肢怠，宜补虚汤；一由外感，不满日月，气血虚耗，风冷乘之，与气血相搏，不能温于肌肤，令人发热憔悴，饮食不消，肢体烦痛。若风冷之邪，感入于肺，肺受微寒，咳嗽口干，头昏体痛。荣卫受于风邪,流注脏腑,发眩盗汗,寒热如疟,背膊烦痛,肢体沉重。此皆蓐劳之所由成也,宜白茯苓散、加味佛手散、人参鳖甲散。其或兼内伤饮食泄泻,与夫瘀血未尽者,皆有之。不可不别也。

产后又有三大病:一病痉,二病郁冒,三病大便难。仲景云:新产血虚,多汗出,喜中风,故令病痉。亡血复汗,寒多,故令郁冒。亡津液,胃燥,故大便难是也。余每临症,详察病情,三者常相因。如新产胃虚,不食.往往昏冒而神不清,或厥,是郁冒也。宜白薇汤。郁冒则多汗,必致痉,宜钩藤汤。且多汗,必液少而大便秘,至五七日七八日之久,宜养荣血,肠自润矣,宜苏麻粥。

产后血晕,亦险症也,宜立应四物汤,于产儿下地时,用荆芥炭五分,童便调服,可预防血晕之患。其或血去过多而晕,宜芎归汤加人参。或为血闭血迷而晕,宜血竭破棺丹。皆宜详究。

产后中风，口噤，牙关紧闭，手足瘈疭者，以气血大损，经络空虚，劳碌太早，风邪从虚而入，宜举轻古拜散、小续命汤。故忽然口眼歪斜，痰涎潮壅，或角弓反张，宜大豆子汤。

产后伤寒，因气血大虚，虽有寒邪，不可大发散，宜芎归汤加参、苏、葛根微汗之。即或大热不止，宜芎归汤加黄连、知母，亦不可妄投峻剂，以耗元气。苟非正伤寒，不可绝其饮食，二者皆产后重症，不可轻视。

产后发寒热，多因血虚，只宜养血。其外感者十之一二。即系外感，不可大发散，只宜和解。或阴分不足，憎寒壮热，日轻夜重，宜四物汤加炭姜，微热加茯苓。或血虚发热，而自汗心烦短气，宜人参当归散。或因乳蒸而发热，宜四物汤加黄芪、花粉。或因收束骨节而发热，此不必药。只多服益母草汤足已。产后儿枕腹痛，宜延胡索散。或身体壮热，小腹有块而痛,亦名儿枕。宜归尾泽兰汤、杏苏散。或不发热,但腹痛,或有块,时起时没,亦名儿枕。宜延胡索散、归尾泽兰汤。二症皆产后所常患,几于十人而八九,调治之可也。

产后心腹痛,则以败血凝聚,气上冲心之故,宜大严蜜汤。亦或七情相干,血与气并而心疼,宜延胡索汤。亦或败血攻刺心腹而疼,宜当归失笑散。亦或寒气相侵而腹疼,宜理中汤,吐加姜,小便不利加茯苓,肾气动去术。

产后遍身疼痛,因气血走动,升降失常,留滞于关节间,筋脉引急,或手足拘挛,不能屈伸,故遍身肢节走痛,宜趁痛散。若瘀血不尽,流于遍身。则肢节作痛,宜如神汤。

产后头痛,有由血虚所致者,其症朝轻暮重,时作时止,虽亦太阳巅顶痛,惟眉棱骨不痛,不可作外感治。若风寒头痛,则无时间止,并眉棱骨痛耳。然虽属风寒,亦宜以四物加减。或手足搐搦,咬牙,头痛而昏冒者,尤宜急治。宜先用四物汤加减,后用秦艽汤。有头疼作呕不食者,乃血虚火炎也,宜麦冬橘红汤。如呕止而头痛,加天冬。

产后腹痛呕吐,由恶露下少,败血乘虚散入于脾而为胀满,胃受之则呕吐也。宜抵圣汤。或腹胀呕逆,为胃不和,宜桔梗半夏汤。或干呕不止。不思食。为胃弱不和。宜和胃汤。

产后腿痛,不能立久,而不进饮食,此脾阴不足之候。脾主四肢,故病下体也,宜石斛牛膝汤。甚则连腰脐腿胯俱痛,则又兼肾气之不足矣,宜补骨四物汤。以上诸痛症,患之者虽不若寒热儿枕痛之多,要皆为产后所常患者。

此外则有由内因者,如产后不语,因败血上干于心,心气闭塞,舌为心苗,故舌强不语,宜逐血补心汤。亦或痰气壅滞,目闭不言,宜白矾汤吐之。亦或恶血攻心,欲死而不语,宜郁金三钱,烧存性,醋调服之。

产后浮肿,有因败血畜于五脏,循经流入四肢而化为水,因乘虚浮肿者,宜调经汤。有气血大虚,肢体浮者,不可利水,宜八珍汤。有浮肿而有水气当利者,宜宣气汤。

产后怔忡惊悸,心血虚耗也,必睡不宁,宜养心汤、益荣汤。心气虚耗亦然,宜茯苓汤。

产后乍见鬼神,由血虚之极,败血攻冲,邪淫于心,胡言乱语,如见鬼祟,非风邪也,宜调经散、妙香散。

产后气喘急,下血过多,荣血暴竭,气无所主,独发于肺,故令喘。此孤阳绝阴,难治。若败血停滞,上朝于肺,而亦作喘,宜夺命丹、固血汤。气滞,亦作喘,宜苏木汤。若自汗不止,饮汤即汗,为气虚,亦作喘,宜苏木汤加归、地、黄芪。不效,宜补心。心主血,又汗为心液,故血耗而病汗也，宜白芍、枣仁、五味子等。痰饮盛，亦作喘，宜润肺汤。

产后惊悸，闻声欲死，非他人用力抱持，则虚烦欲死，由心肝脾三经虚也，宜石斛散。

产后五六朝，狂乱胡言，持刀欲杀人，乃阴血暴崩，肝火虚炎也，宜泽兰汤。

产后阴虚血弱，有烦闷者，宜知母汤。亦有因虚耗而血热心烦口渴者，宜凉血饮、生脉散。

产后失血，或因去血过多，兼腹疼身热自汗，宜当归黄芪汤。或兼眩晕，宜芎归汤。或兼虚热，宜芎归汤加人参、姜炭。或兼腹痛，宜加肉桂。或兼寒热往来，盗汗脉浮，宜和解四物汤。或兼阴虚内热，而自汗心烦气短，宜当归建中汤。

产后诸淋，宜茅根汤。或则败血不止，淋漓不断，宜乌金散。或则淋久不止，四肢沉困无力，宜牡蛎散。或则小便闭而淋沥，小腹膨胀，宜祐元汤。

产后口鼻黑而衄,由产时气消血败,荣卫不理,散乱入于诸经,不得还元,故口鼻黑气而变衄血,此乃产后虚热成为胃绝肺败,皆死症也,宜犀角地黄汤。若产后即见鼻衄,则由血溢妄行,宜必效四物汤。

产后虚渴,必口干少气,足弱,头昏目晕,宜熟地黄汤。产后消渴,饮水不止,由于液枯火燥已极,宜止渴四物汤。

产后小便不利,宜木通散;大便闭结,宜通润四物汤。皆由火盛。产后小便尿血,宜牛膝一味浓煎;大便下血,宜黄连四物汤。皆由血虚而热。

产后恶露不下,有结聚成块,心胸烦闷。脐下坚痛者,宜当归血竭丸。有恶露不下,兼受冷热劳碌,腰脊骨烦疼者,宜丹参散。有恶露不下,寒热交攻,心慌昏沉,腹中痛者,宜通瘀饮。有恶露方下,忽然断绝,骤作寒热,脐腹百脉皆痛如锥刺,由冷热不调,或思虑动作气所壅遏,血畜经络者,宜没药丸。产后恶露不止,小便急痛，宜磨块四物汤。或血下过多，渐至瘦弱，宜八珍汤去甘草，加厚朴、黄柏、阿胶、丹皮。或下如豆汁，紫黑过多，宜加味四物汤。或至月余，犹淋涩不止，已为陷下，宜加味四物汤。或下不止，至于数月及半载之久，宜千金方。或恶血不绝，崩血不可禁，腹中绞痛，气息急，宜牛角腮丸。或恶露淋涩不断，心闷短气，四肢乏弱，头目昏重，五心烦热，面黄体瘦，宜牡蛎散。以上皆由于内因者。

又有由外因者：如产后下痢腹痛，里急后重，宜香连散加消导药。或痢久不止，宜四君子汤加收敛药。

产后疟疾，治与胎前略同，却宜以虚为主。其或寒热往来，或热多于寒皆是也，宜草果饮。

产后泄泻，有挟寒腹痛，肠鸣小水清白，口不渴者，宜君苓汤加肉果、肉桂、白芍。有热泄肠垢，口渴，痛一阵下一阵者，宜君苓汤加黄连、木通、六一散。有湿胜水泄者,宜胃苓汤。

产后霍乱,或渴而饮水,宜五苓散。或寒多不渴,宜人参理中汤。或吐利厥冷,宜附子理中汤。或腹痛甚而手足寒,宜高良姜散。或转筋,宜木瓜散。不止,辣蓼煎汤洗之。

产后偏正头风,有头疼目眩者,宜愈风四物汤。有风壅目眩,遍身疼痛者,宜泻肝四物汤。产后四肢麻痹,皮肤瘙痒不仁,皆血虚风袭之,宜逐邪四物汤。

产后大惊恐而发寒热,呕吐痰盛,呕即汗出,宜八珍汤加黄芪。小腹痛加桂。

产后闪伤,腹痛,血崩,宜兼去瘀,宜五灵脂汤,或代赭石汤。

产时稳婆误损其尿胞,每致日夜淋沥,宜参术膏。以上皆由于外因者。

而又有兼内外因者:如产后风痿。《经》云:诸风痿弱,筋挛无力,血不足以养筋也,宜血风汤。有血弱气虚多汗,风抟而成痉者,其症口噤,脊强反张,若汗出不止者死,宜大圣汤加川芎。

产后咳嗽,有因恶露上攻,肺经受邪者,宜二母散。有感风咳嗽,由外邪,恶风寒发热者,宜参苏饮。有产后血虚[①]感寒暑湿气,咳嗽喘满壅甚者,宜旋覆散。

产后脚气,热闷气上冲,若因平日感六淫之气,今又因产后血气不足,遂袭于足经,因乘虚而发也,宜独活寄生汤。以上皆兼内外因者也。

产后之病,其繁琐累重若此,丹溪谓宁治十男子,莫治一妇人,正以此也。

至于生子有乳,乃天地化生自然之理。所谓有是子,则有所以养是子者。其或不行,皆由气血虚弱,经络不调所致。或产后乳胀疼痛,由年少之人,初经产乳,内有风热也,须服清利药则乳行。若累经产而无乳,亡津液故也,须服滋阴药。若虽有乳,却苦其少,须服通经药,并引以羹臛。盖乳资于冲脉,与胃经通也。此其大

---

① 血虚:原作"血风",据《妇人大全良方》改。

略也。其或产后血气盛实而乳汁不通,宜通草散。其或妇人肥盛,气脉壅滞而乳不通,又经络凝滞,乳内胀痛,欲作痈肿,宜漏芦散、秘传涌泉散。其或乳汁不通,或乳房结硬疼痛,宜皂角散。其或气血虚而乳不通,宜加味四物汤。其或乳脉不行,身体壮热疼痛,头目昏痛,大便涩滞,宜玉露散。其或气脉不足,经血衰弱,而乳汁涩少,宜通乳汤。皆当随症而各与以药。乃有乳汁自出者,是胃气虚所致,宜止以补药。若乳多溢满急痛,温帛熨之,但以漏芦散亦可。有未产前而乳汁自出者,谓之乳泣。生子多不育,此无药可服。至如乳上外症,详杂病中。兹不重载。

脉　　法

《脉经》曰:诊妇人新生乳子脉,沉小滑者生,实大坚弦急者死。诊妇人新生乳子,因得热病,其脉悬小,四肢温者生,寒清者死。诊妇人生产,因中风伤寒热病,喘鸣而肩息实者,浮缓者生,小急者死。

诊妇人生产之后,寸口脉焱疾不调者死,沉微附骨不绝者生。

《脉诀》曰:产后因得热病临,脉细四肢暖者生,脉大忽然肢逆冷,须知其死不留停。

陈自明曰:新产之脉缓滑吉,实大弦急死来侵。若得沉重小者吉,忽若坚牢命不停。寸口涩疾不调死,沉细附骨不绝生。审看此后分明记,长须念此向心经。

产后脉症总论

仲景曰:新产妇人有三病:一者病痉,二者病郁冒,三者大便难。何谓也?师曰:新产血虚,多汗出,喜中风,故令病痉。亡血复汗寒多,故令郁冒。亡津液胃燥,故大便难。产妇郁冒,其脉微弱,呕不能食,大便反坚,但头汗出。所以然者,血虚而厥,厥而必冒,冒家欲解,必大汗出,以血虚下厥,孤阳上出,故头汗出。所以产妇喜汗出者,亡阴血虚,阳气独盛,故当汗出,阴阳乃复。大便坚,呕不能食,小柴胡汤主之。又病解能食，七八日更发热者，此谓胃实，大承气汤主之。又产后腹中疞痛，当归生姜羊肉汤主之。又产后腹痛，烦满，不得卧，枳实芍药散主之。又产妇腹痛，法当以枳壳芍药散，假令不愈，此为腹中有干血着脐下，宜下瘀血汤。又产后七八日，无太阳症，少腹坚痛，此恶露不尽，不大便，烦躁发热，切脉微实，再倍发热，日晡时烦躁者，不食，食则谵语，至夜即愈，大承气汤主之。热在里，结在膀胱也。又产后风，续续数十日不解，头微痛，恶寒时时有热，心下闷，干呕汗出，虽久，阳旦症续在耳，可与阳旦汤。又产后中风发热，面正赤，喘而头痛，竹叶汤主之。又妇人乳中虚，烦乱呕逆。安中益气，竹皮大圆主之。又产后下利，虚极，白头翁加甘草阿胶汤主之。又妇人少腹满如敦状，小便微难而不渴，此为水与血俱结在血室也，大黄甘遂汤主之。又妇人昼后脏燥喜悲伤，欲哭，象如神灵所作，数欠伸，甘麦大枣汤主之。

刘完素曰：产后经水适断，感于异症，手足牵搐，咬牙昏冒，宜增损柴胡汤。前症已去，次服秦艽汤，去其风邪。又产后风气在表，面目四肢浮肿，宜七圣丸，以利为度。如又喘嗽，加木香、槟榔倍之，谓气多也。如又昏冒，加羌活、川芎，谓多风也。又产后虚劳，虽日久而脉浮疾者，三元汤。日久虚劳，微有寒热，脉沉面浮，宜柴胡四物汤。日久虚劳，针灸小药俱不效者，三分散。日久虚劳不能食，十全散。又产后诸积不可攻，当养阴去热，其病自退，芍药汤。又产后冲胀，胸中有物，状如噎，气不降，紫金丹。又产后头痛，血虚痰癖寒厥，皆令头痛，加减四物汤。如有汗者，是气弱头痛也，加芍药三两，桂一两五钱，生姜煎。如痰癖头痛，加半夏三两，茯苓一两半，生姜煎。如热厥头痛，加天麻三两，附子一两半，生姜煎。又产后诸病，但以双解散服之，通身中外血气宣通，病皆除愈。然孕妇,及产后月经过多,并泄泻者,勿与服之。又俗未知产后亡液损血,疼痛怖惧,以致神狂气乱,则阴气虚损,邪热太甚,而为诸热症,由不读《素问》,不知造化,故不识症候阴阳,反妄以为产后诸虚百损,便为虚冷而无热也,遂以热药温补。或见烦渴者,不令饮水,本虽善心,为害多矣。但以临时审其脏腑,六气虚实,明其标本,如法治之而已。

朱震亨曰:产后血运,因虚火载血上行,渐渐运来,方用鹿角烧灰,出火毒研极细,酒同童便灌下,一呷即醒,行血极快。大凡产后有病,先固正气。又产后泄泻,恶露不行,此余血渗入大肠为泻,洞泄不禁,下青白黑色,用荆芥穗炒黑,人麝,研汤下,药虽微,能治大病,方名的奇散。又产后才见身热,便不可发表,发热恶寒,皆是气血虚。左手脉不足,补血多于补气药。右手脉不足,补气多于补血药。恶寒发热腹痛者,当去恶血。腹满者不是,腹痛者是。又尝见尿胞因稳婆不谨,破损而得淋沥,遂为废疾。因思肌肉尚可完补,胞虽在腹,亦可治。其症血气必虚,必用大补。以参、术为君,芎、归为臣,桃仁、陈皮、茯苓、黄芪为佐,而煎以猪羊胞。极饥时饮之,亦必多服,气血自长,其胞自完。恐稍迟缓,殊难成功。

李梴曰:产妇体实无病,不药可也。但难产气衰,瘀血停留,非药不行。古法,产后用古芎归汤加童便一半服之。如无童便,以淡醋磨墨一小盏入煎汤药亦好。又产后百病,皆血虚火盛,瘀血妄行而已,间有内伤饮食,外感风寒,然亦必先逐瘀补虚为主。又产后瘀消,方可行补。如左脉弱,加补血药。右脉弱,加补气药。如不兼逐瘀,但服参、芪停滞之剂,有瘀血攻心即死者,食肉太早亦然。又凡产母,但觉小水短少_{此是微旨},即是病生,便须服药,调理脾胃肝肾,如不愈者,必气滞且逆。盖妇人凡事多忧思恚怒,忧思过,则气结而血亦结。恚怒过,则气逆而血亦逆。甚则乳硬胁痛烦热。要之,女病皆因气血郁结,所以古方多用行气药。

薛己曰:产后发痓,大补气血,可保无虞,但攻风邪,死无疑矣。又产后寒热,因气血虚弱,或脾胃不足,《经》云:阴虚则发热。阳虚则恶寒。若兼大便秘,尤属气血虚,切不可发表降火,若寸口脉微阳不足,阴气上入阳中则恶寒,补中益气汤。尺脉微阴不足,阳气下陷阴中则发热,六味地黄丸。大抵阴不足,阳往乘之,则阳内陷而发热,阳不足,阴往从之,则阴上入而恶寒。此阴阳不归其分,以致寒热交争,故恶寒又发热也,八珍汤。又妇人性情执着,不能宽解,多被七情所伤,遂遍身痛,肢节肿痛,或气填胸满,或如梅核塞喉,咽吐不出,或涎痰壅盛,上气喘急,或呕逆恶心,甚者渴闷欲绝,产妇多成此症,宜四七汤,先调滞气,更用养血。若因忧思致小便白浊者,用此药吞青州白丸子,屡效。又血出过多,恒病睛珠痛不能视,羞明隐涩,眼睫无力,眉骨太阳酸痛,当归养荣汤,当归补血汤,除风益损汤选用。有热,加黄芩;脾胃不和,恶心不进食,加生姜;产漏,加阿胶。复其血,使有所养则愈。然要忌咸物。《经》曰:咸走血,血病无多食咸。

王肯堂曰:凡妇人患风气,脐下虚冷,皆产后未满百日会合之故,慎之。

张介宾曰:凡产后气血俱去,诚多虚症。然有虚者,有少虚者,有全实者。当随人随症,辨其虚实以治,不得有成心,概行大补,以致助邪。又产妇虚症,素弱之人多有之,或于产后,气血俱去,而更弱者亦有之,总当因人察脉,因脉察症。若脉气形气病气俱不足,此当以全虚治之。若形气不足,病气有余,或兼火邪,或兼外邪,或以饮食停滞,此亦虚中有实,不可不审。此中委曲,未能言尽,惟明者悟之。产后不虚症,或因素日无病,或以年少,或以素耐辛苦贫劳之质，此辈无不足。一旦受孕，乃于无病腹中参入于此物，故致气血壅塞，为胀为呕，是皆添设有余之病。及其既产，始见通快，所留得去，仍复故吾，常人之产，此类极多，是何虚之有？然或内伤，或外感，产后之病，难保必无，倘有所犯，去之即愈，若概行大补，果能堪否？即临盆带去血气未免暂见耗损，然以壅滞之余，不过皆护胎随从之物，去者当去，生者旋生，不出数日，必已来复，此生化自然之理，何至是产皆虚也。凡遇此类，固当因症用治。产后全实症，有如外感风寒，头痛身热，便硬中满，脉紧数洪大有力，此表邪之实症也。又火之盛者，必热渴躁烦，或便结腹痛，口臭舌焦黑，酷喜冷饮，眼眵，尿管痛，脉见洪滑，此内热之实症也。又郁怒动肝，胸胁胀痛，大便不利，脉弦而滑，此气逆之实症也。又恶露未尽，瘀血上冲，心腹胀满，疼痛拒按，大便难而小便利，此血逆之实症也。又凡富贵家保养太过，或过用人参、芪、术，以致血壅盛。过用糖酒炭火，以致内热。或产本不虚，而妄用大补之药，以致增病，此调摄之实症也。又或因产过食，并其劳困，固令勉强，以致停畜不散，此内伤之实症也。夫既有表症，则不得不解；既有火邪，则不得不清；既有内伤停滞，则不得不开通消导。丹溪但补气血之言，岂可偏执？又《病机机要》云：治胎产之病，当从厥阴症论之，当无犯胃气及上二焦，是为三禁：谓不可汗，不可下，不可利小便。但使不犯三禁，则营卫自和，而寒热自止。凡治法，如发渴则白虎，气弱则黄芪，血虚则当归，腹痛则白芍，大抵产病天行，从加减柴胡，杂症从增损四物，宜察脉症用之。按此虽为产育之大法，然病发不同，倘有是症不得不用是药。所谓有病则病受之也。但此经常之法，固不可不知，而应变之权，亦不可执一。又新产后有阳虚而寒从中生，或寒由外入，致心腹作痛，呕吐不食，四肢厥冷者,大严蜜汤,或理阴煎。产后有脾虚肾虚而为腹痛者,此不由产而由脏气不足。若脾气虚寒,为呕吐,为食少,而兼腹痛者,五君子煎、六君子汤、温胃饮。肾气虚寒,为泻为痢,而兼腹痛者,胃关煎、理阴煎。若饮食停滞,及气逆作痛,亦当因类而消去之,排气饮、大和中饮。

鳌按：景岳一书,多偏温热,议亦驳杂,无甚特识,独产后一门,则特辟精旨,能发前人之所未发,其酌方治,亦至当不易,诚妇科之宝录也。

虚极生风

陈自明曰:产后生风,因去血过多,气无所主,以致唇青,冷汗出,目眩神昏,命在须臾,此但虚极生风也,急服济危上丹。若投风药,误甚。

感冒风邪

陈士铎曰:产后太阳感风,大喘大吐大呕,不治症也。喘则元阳将绝,况大喘乎?吐则胃气将亡,况大吐乎?呕则脾气将脱,况大呕乎?方用人参、麦冬、白术、当归、川芎、荆芥、桂枝,名转气救产汤。大剂与之,喘呕止,当有生机,否则仍死。若太阳症,口吐脓血,头痛欲破,心烦不止,腹痛如死,或作结胸。小见症便难救,若齐见必死。方用佛手散,多加人参,佐以肉桂、荆芥,即见功矣。

产后少阳感风,谵语烦躁,更加惊悸者死。盖少阳胆经也,胆无汁不能润心,心无血不能为养,是以心中恍惚,而谵语、烦躁、惊悸,相因而生也。夫胆木受邪,不发表,则血无以生,然徒发表,则血更耗散,方以佛手散加人参、枣仁、麦冬、竹茹、朱砂、熟地治之。

产后阳明感风,而大喘大汗,亦不治,用麦冬、人参、元参、桑叶、苏子,名补虚降火汤。若阳明症发狂亡阳,不救也。狂症多实热,产后则虚热,实热可泻,虚热不可泻。然正惟兼亡阳,虽实热仍属气虚,方用人参、桑叶、麦冬、元参、青蒿,名收阳汤。一帖汗止，二帖狂定，不得服三帖。盖此止可救亡阳急症，不可据以治产后。二帖后，即单用人参、麦冬、当归、川芎、五味，调理自安。

产后忽感少阴症，仲景法用参术温之。吾以为倘不应，宜加附子、甘草治之，凡感少阴之邪者，神效。若少阴症三四日至六七日，忽然手足蜷卧，息高气喘，恶心腹痛，不救，此盖少阴感寒邪，而在内之真阳逼越于上焦，上假热而下真寒也。方用人参、麦冬、肉桂、白术、吴萸，微冷顿服，名平喘去寒散。若半月后将至满月，亦患前症，又当用人参、茯苓、附子、白术、当归、熟地、山萸、麦冬、牛膝，名护产汤。若少阴症肾水上泛，呕吐下利，真阳飞越，亦死症。以产后肾火衰微，为寒所祛，水亦随寒而趋也。方用人参、白术、熟地、山萸、茯苓、附子、肉桂、车前，名补火引水汤。若产妇手足青，一身黑，不救。此阴寒最重，而毒气之最酷者，原无回生之法，姑以人参、白术、当归、附子、肉桂。大剂与之，如青黑退，庶有生机，否则仍死，名开青散黑汤。若但足纯青，心下痛，虽较上症少轻，而寒毒之攻心则一，亦致死。以前方投之，往往多效。盖此症由下而上，一散其下寒，而上寒即解，所以易于奏功。至产后四五日，忽感风寒发厥，乃阳气既虚，而阴血又耗，外感寒邪以成之者也。方用人参、附子煎服，名转厥安产方。

产后厥阴感邪，呕吐，两胁胀满者，必便血，不治。方用当归、麦冬各一两，川芎五钱，三七末一钱，名平肝救血汤。若厥阴症下利厥逆，躁不得卧，或厥不止，俱是死症，方用人参、当归、荆芥，名参归汤。

产后用药

孙思邈曰：妇人草蓐中伤风，四肢苦烦热，头疼，与小柴胡。头不疼，但烦，三物黄芩汤。产后虚羸，发寒热，饮食少，腹胀等疾，增损柴胡汤。

张从政曰：产后之疾，皆是败血恶物，

发作寒热,脐腹撮痛,乳汁枯涸,食饮少减。医者不察,便谓气血俱虚,便用温热之剂,养血补虚,止作寒治,举世皆然,竟传黑神散之属,能治产后一十八症,非徒不愈,而经脉涸闭,前后淋闭,呕吐咳嗽,凡百热症生矣。若此误死,不可胜计。曷若四物汤,与凉膈散,停对下之,利数行恶物俱尽,后服淡甘之剂自愈。又大产之后,心火未降,肾水未升,如黑神散补之,轻则危,甚则死。又备急丸,以巴豆、干姜、大黄,三味蜜丸,亦是下药,止可施于平素粗劣之人。若产后胀闷用之,不死则危。

李杲曰:妇人分娩及半产漏下,昏冒不省,瞑目无知,盖因血暴亡,心神无所养。心与包络者,君火相火也,得血则安,亡血则危。火上炽故令人昏冒,火胜其肺,瞑目不省,是阴血暴去,不能镇抚也。世医多用滑石、甘草、石膏之类,乃辛甘大寒,能泻气中之热。今血亏泻气,是阴亏泻阳,使二者俱伤,反为不足虚劳之病也。惟当补其血而升降之,则得血而养,神不昏矣。血暴下,是秋冬之令大旺,今举而升之以助其阳,则目张,神不昏迷矣,其可误用寒凉哉?

朱震亨曰:或曰:初产之妇,好血已亏,瘀血尚留,黑神散非要药欤?余曰:初产之妇,好血未必亏,瘀血未必积,脏腑未必寒,何以药为?饮食起居,勤加调护,何病之有?诚有汗血,体怯而寒,与之数帖,亦自简便。或有他病,当求病起何因,病在何经,气病治气,血病治血,寒者温之,热者清之,凝者行之,虚者补之,药多者止之,何用妄制药方,致令无病生病。彼黑神散者,用干姜、当归之温热,黑豆之甘,熟地之微寒,以补血之虚。佐以炒蒲黄之苦,以防出血之多。芍药之酸寒,有收有散,以为四物之助。官桂之大辛热以行滞气,推凝血。和以甘草之缓,其为取用,似乎精密。然驱逐与补益,似难同方施治。

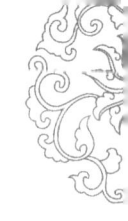

设有性急者,形瘦者,本有怒火者,夏月坐蓐者,时属火令,姜桂皆为禁药。至于将护之法,尤为悖理,肉汁发阴经之火,易成内伤之病。胡为羊鸡浓汁作糜,而又常服当归丸,当归建中汤,四顺理中丸。虽是滋补,悉犯桂、附、干姜僭热之剂。脏腑无寒,何处消受,若夫儿之初生,母腹烦冤,便啖鸡子,且吃火盐。不思鸡子难化,火盐发热,辗转为病。医者不识,每指他病,率尔用药,宁不误人?余每见产妇之无疾者,必教以却去黑神散,与夫鸡子火盐诸般肉食,且与白粥将理,间以些少石首鲞煮令甘淡食之,至半月后方与少肉。彼富贵之家,骄恣之妇,卒有白带,头风,气痛,膈满,痰逆,口干经水不调,发脱体热,皆是阳胜阴虚之病。安知非此等谬妄启之耶?若五积散之治产后余血作痛,以苍术为君,麻黄为臣,厚朴、枳壳为佐,虽有芍药、当归之补血,仅及苍术三分之一。且其方中言妇人血气不调,必腹撮痛,闭而不行，并宜服之。何不思产后之妇，有何寒耶？血气未充，似难发汗，借曰推陈致新，药性辛温，岂可妄用麻黄之散！附以苍术、枳壳，虚而又虚，祸不旋踵。此段专辨黑神散之非名论也。

楼英曰：续命汤、大豆紫汤、举轻古拜散，太阳厥阴药也，邪实脉浮弦有力者固宜。产后血气大虚之人，不宜轻发其表，但用防风当归散治之为妙。

虞抟曰：产后禁用酸寒，能伐生生之气也。先哲制四物，以芎、归之温，佐以芍地之寒，是以寒温适中，为妇人诸疾之妙剂也。或用于产后，必取白芍，以酒重复制炒，去其酸寒之毒，但存生血活血之能，胡为其不可也。

薛己曰：腹痛发热，或胀满不食，水道滞涩，产后多有此症，薏苡仁汤。药品和平，其功且速。

产后要论

《医宗金鉴》曰：产后发热之故，非止

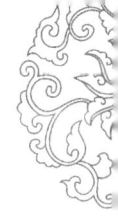

一端。或饮食太过，或外感风寒，或瘀血停留，或亡血阴虚，或产后劳乏，或三日乳蒸。当详其有余不足，或攻或补，或用凉药正治，或用温药反治，要在临症细细参考也。

凡产后头疼恶寒而发热者，属外感，不当作伤寒治，惟宜用四物加柴胡、葱白服之。若阴血暴亡，孤阳无附，而外感发热者，急进参附汤。迟则必大汗大喘，是阳欲亡，虽药必无救矣。

产后咳嗽，若感冒风寒，用旋覆花汤。即荆芥穗、前胡、麻黄、杏仁、半夏、茯苓、赤芍、五味子、甘草、旋覆、姜、枣也。若因阴虚火炎，上烁肺金而嗽者，宜六味丸加麦冬、五味子，名麦味地黄汤，滋其化源。若因瘀血上冲入肺而嗽者，宜佛手散加桃仁、红花、川贝、延胡索，以破其瘀，其嗽自愈。凡一应伤胎，子死腹中者，须当急下，勿使上奔心胸。然必验其舌青面赤，肚腹胀大，腹冷如冰，久之口中有秽气出者，方可议下。然犹必审其人之虚实寒热,随宜而施治之。

产 后 当 知

《保产要录》曰:

一产后忌大喜大怒,未可便上床伸足侧卧,令血不行,宜用衣服靠住,曲膝仰卧,以手从心下轻轻按摩至脐,日五七次,则恶血尽下,次日乃止,不问有无病痛,宜以益母草煎汤搀和童便,日服数次,可免血疾及弱虚。童便须临时取用,亦须用清秀不吃韭蒜者。

一乳汁乃血气所成,产后不可多食盐,盐止血少乳,且发嗽。夏月忌贪凉用扇,食冷物,当风睡。夏月房中,贮水一二缸解热气。冬月加火一二盆,取暖气。

一儿生三日,相传洗三,如冬寒切不可洗,恐洗时风人脐中,脐风由此而起。即初生亦戒浴,保全真元。

一儿生下时,欲断脐带,必以蕲艾为燃,香油浸湿,熏洗脐带,至焦方断。其束脐须用软帛厚棉裹束,日间视之,勿令儿尿湿脐,此预防脐风第一要紧事。

一儿生次日三日,即看口中上腭,如有白泡子,即以银挖耳轻轻刮破,将泡内白粒取出,勿令落入喉中,仍以京墨搽之。如次日不取,则泡老难刮,误事。又有马牙在牙根处,亦须挑破取出,以墨搽之。

一子初生下,母即昏晕不省者,此时即有药不能入口,迟则又不能救。其法即用柔软旧衣,谨闭产户,以知事女子,曲膝抵住,勿令下面气泄。又一人一手挽住头发,一手扪住鼻口,勿令上面气泄。俟稍转,方用茶汤接气。如再晕,速换湿衣,照前为之。

一母血衣不可日晒,儿湿衣不可夜露,夜有鸟粪,能生毒疮。

一满月之期,一月为小满月,两月为大满月,此两月内不暴怒,少劳碌,禁淫欲,终身无病,且多生子。

一临月不可洗头濯足,恐致难产。以

上各条并保儿之法亦详在内。

治产后病方

四物汤 治妇人胎产诸疾,多用此加减。

川芎　当归　白芍　熟地等分

水煎。

产后闷乱,加茯神、远志各五钱。产后败血筑心,加地骨皮。产后潮热,加白术、北柴胡、甘草、丹皮、地骨皮。烦热,加黄芩。汗多,加浮麦。产后腹痛,血块攻肠,加大艾、没药、好酒。产后病眼,加细辛、羌活、荆芥、菊花、甘草、木贼草、草决明、石决明。产后浮肿,气急腹大,喉中水鸡声,加丹皮、荆芥、白术、桑皮、杏仁、半夏、薄荷、生姜、马兜铃、大腹皮、赤小豆、葱白。产后不语失音,加生诃子、人参、沙参、百药煎蜜。产后欲推陈致新,补血海,治诸疾,加生姜。产后血块不散,亡血过多,恶露不止,加苿萸。阳脏人少用苿萸,阴脏人多用。妇人产后,每日可一二服。

产后痫风,加乳香、龙骨、茱萸、木香、肉桂、苍术、丹皮、白薇、人参、甘草、泽兰、茴香。产后被惊,气滞种种,积滞败血,一月内恶物微少,败血作病,或胀或疼,胸膈胀闷,或发寒热,四肢疼痛,加延胡索、没药、白芷,等分为细末,淡醋汤或童便调下。产后血风乘虚发作,或产后伤风,头痛发热,百骨节痛,四物料共一两,加荆芥穗、天麻、香附、石膏、藿香各一分,每三钱煎服。产后发热头痛,加石膏一两,甘草五钱。产后虚惫,发热烦闷,加生地。产后腹胀,加枳壳、肉桂。产后恶露不尽,或不行,腹痛不止,加桃仁、苏木、牛膝。产后寒热往来,加柴胡、麦门冬。

人参鳖甲散 蓐劳。

人参　当归　茯苓　肉桂　白芍　熟地　桃仁　麦冬　甘草　桑寄生_{各五钱}　川断_{三钱}　牛膝_{钱半}　鳖甲_{一两}　黄芪_{一两}

猪腰一对,去膜,水二碗,加姜三枣

二,煮一碗,入药二钱,葱白一段,乌梅半个,荆芥一钱。

白茯苓散 治蓐劳,头目四肢疼痛,寒热如疟。

茯苓一两　当归　川芎　熟地　白芍　黄芪　人参　肉桂各五钱

先以水三盏,入猪腰一对,姜三枣二,煎二盏,入药末半两,煎一盏服。

加味佛手散 治产后血虚劳倦,盗汗,多困少力,咳嗽有痰。

当归　川芎　蜜黄芪各一两　柴胡　前胡各钱半

每咀片五钱,加桃柳枝各三寸,乌梅枣各一枚,姜一片,煎。有痰去乌梅。

补虚汤 治蓐劳。

人参　黄芪　肉桂　炙甘草　川芎　当归　白芍　姜　枣

逐血补心汤 治产后失音不语者,心肺二窍,为血所侵,又感伤风故也。

当归钱半　生地　桔梗　紫苏叶　前

胡　茯苓　防风黄连　胆星　红花　葛根各一钱　人参　薄荷　升麻各七分　半夏一钱二分　甘草五分　姜三片

凉血饮　治产后血热。

黄芩　赤芍　荆芥　川芎　麦冬　花粉各二钱　甘草一钱

调经汤　治产后面目四肢浮肿。

当归　桂枝　赤芍各一钱　麝香五厘　琥珀另研　没药另研各二分　炙甘草　细辛各三分

香连散　治产后下痢。

木香　黄连

当归黄芪汤　治产后失血。

当归三钱　黄芪二钱　白芍一钱　加姜

和解四物汤　治产后发寒热。

四物汤加　柴胡　黄芩　人参　半夏　甘草　姜　枣

必效四物汤　治产后衄血。

四物汤加　蒲黄

补骨四物汤　治产后腿痛。

四物汤加 川乌 茜草 菖蒲

通润四物汤 治产后液枯,大便秘。

四物汤加火麻仁

立应四物汤 治血晕。

四物汤加 五灵脂不拘多少半生半炒末服。

磨块四物汤 治恶露不止。

四物汤加 延胡索 桃仁 肉桂 熟大黄

愈风四物汤 治产后头风。

四物汤加 荆芥 细辛 麻黄 防风 甘草

泻肝四物汤 治风热壅盛。

四物汤加 秦艽 连翘 防己 龙胆草

逐邪四物汤 治产后四肢麻痹。

四物汤加 白附子 羌活 独活 薄荷 白芷

止渴四物汤 治产后液枯。火盛消渴。

四物汤加　知母　黄柏　茯苓　黄芪

黄连四物汤　治产后大便秘结。

四物汤　加黄连

加减四物汤　治产后头痛。血虚、痰癖、寒热，皆能令头痛。

川芎　当归　羌活　防风　香附炒　白芷　甘草各一两　苍术一两五六钱　石膏二两半　细辛一两半

每粗末一两，水煎，不拘时热服。如有汗，气虚头痛也，加白芍二两、肉桂两半、生姜。痰癖头痛，加半夏三两、茯苓一两、生姜。热厥头痛，加白芷三两、石膏二两、知母一两。寒厥头痛，加天麻三两、附子一两半、生姜三片。煎。

增损四物汤　治产后亡血，荣卫虚损，乍寒乍热。

川芎　当归　白芍　人参　干姜　甘草等分

宣气汤　治产后浮肿，由于水气者。

白术　郁李仁　葶苈　桑皮　炙草

赤苓　陈皮　川芎　当归　白芍　生地

人参当归散　治产后去血过多,阴虚内热。

人参　当归　熟地　麦冬　白芍　肉桂　加姜　竹叶

大圣汤　治产后风痉多汗。

川芎　黄芪　当归　木香　人参　甘草　茯苓　麦冬加川乌

血风汤　治风痉。

秦艽　羌活　白术　地黄　茯苓各一钱　白芍　黄芪各一钱半　川芎一钱二分　白芷　半夏各八分

益荣汤　治产后血亏,心失所养而怔忡。

紫石英　当归　黄芪　枣仁　远志　茯神　木香　人参　白芍　柏子仁　甘草

茯苓汤　治产后心虚。

人参　甘草　山药　当归　茯苓　桂心　麦冬　远志　大枣　生姜

举轻古拜散 治产后中风不语,手足瘈瘲。

荆芥穗一味,为末。

小续命汤 治产后汗多变痉,口噤项强,或摇头马嘶,不时举发,气息如绝。又治产后中风,身体缓急,或顽痹不仁,或口眼㖞斜,牙关急紧,角弓反张。

防风一钱　麻黄　黄芩　芍药　人参　川芎　肉桂心　防己各七分　炮附子　杏仁各五分　炙草四分

中风有热,去附减桂半。中风有汗,去麻黄加葛根。中风骨节烦疼,去附子加白芍。中风精神恍惚,加茯神远志。中风烦心多惊,加犀角。中风呕逆腹胀,加人参、半夏。中风脏寒下痢,去防、芩,加附、术。中风烦闷,大便涩,去附加芍,入竹沥。盛冬、初春,去芩,风痉有汗,去麻黄。

大豆紫汤 治产后风虚,五缓六急,手足顽麻,气血不调等症。

独活两半　马料豆半升　酒三升

先用酒浸独活,煎一二沸,别炒豆令极热,焦烟出,以酒沃之。每服一二合许,得少汗则愈,日夜数服。一以去风,一以消血结。如妊妇折伤胎死腹中,服此即瘥。一方无独活,只以豆炒焦,淋酒服。

知母汤 治产后烦闷。

酒知母二钱 酒黄芩一钱 赤芍一钱二分 桂心八分

调经散 治血气虚损,阴虚发热,或瘀血停滞,以致心神烦躁,言语谵妄,如见鬼神。

琥珀另研 没药 桂心各一钱 酒浸当归 赤芍各一两 细辛二钱半 麝香少许

每细末五分,姜汁酒各少许调服。

妙香散 治产后心神颠倒,语言错乱,如见鬼神状。

山药 茯苓 茯神 黄芪 远志各一两 人参 甘草桔梗各五钱 朱砂三钱 木香二钱半 麝香一钱

每末二钱,酒服。一方用生地当归煎

汤服,立效。

黄龙汤 治产后发热不止,兼治伤热入胞中,寒热如疟。及病后劳复,余热不解。

柴胡四钱八分　人参　黄芩　甘草各一钱八分

水煎服。无汗口渴加葛根。有汗口渴,加花粉、白术。头疼不止,加川芎、白芷。心烦不卧,加茯苓、麦冬。呕吐,加茯苓、半夏。胸膈满痛,加枳壳、香附、川芎。大便秘,加大黄五分,不利,加一钱。脉浮大有力,大热大渴,本方合人参白虎汤去枣姜。

君苓汤 治产后泄泻。

人参　白术　茯苓　甘草　泽泻　猪苓

延胡索汤 治产后瘀血心疼。

延胡索　当归　白芍　厚朴　川楝子　蓬术　京三棱　木香　槟榔各一钱　桔梗一钱二分　黄芩八分　甘草七分

二母散 治产后咳嗽。

知母 贝母 人参 茯苓各一钱 桃仁四十九粒 杏仁四十九粒各去皮尖

参苏饮 治产后感风咳嗽。

人参 苏叶 半夏 葛根 前胡 桔梗 枳壳 陈皮 茯苓 甘草 木香 姜 枣

高良姜散 治产后心腹痛甚。

高良姜 当归 草蔻仁

木瓜散 治转筋。

木瓜钱半 吴萸 茴香各一钱 苏叶五分 甘草三分

白薇汤 治产后郁冒。

白薇 当归各三钱 人参钱半 甘草七分

钩藤汤 治产后发痉，口噤背强。

钩藤钩 茯神 当归 人参各一钱 桔梗一钱半 桑寄生五分 烦热，加石膏

趁痛散 治产后气弱血滞，经脉拘挛

疼痛。

当归　白术　牛膝　黄芪　生姜　肉桂　薤白　独活　桑寄生

如神汤　治产后瘀血,遍身作痛,腰痛。

当归　延胡索　桂心等分

水煎服。

夺命散　治产后败血冲心,胸满上喘,命在须臾。亦治产后血晕,血入心经,语言颠倒,健忘失志,及产后百病。

血竭　没药等分

每末二钱,童便酒各半盏,煎一二沸调下。

固血汤　治喘急。

四物汤加　黄柏　桑皮　楮白皮

苏木汤　治气喘。

苏木　人参　麦冬

润肺汤　治痰喘。

人参　厚朴　半夏　官桂　杏仁　川芎　当归　白芍　生地

秦艽汤 治产后头痛。

秦艽 石膏各一钱 炙草 川芎 当归 白芍 羌活 独活 防风 黄芩 白术 熟地 茯苓各五分 生地六分 白芷七分 细辛三分 冬加姜,春夏加知母。

乌金散 治产后淋沥。

当归五钱 百草霜 干面各一两 天麻 木香各二钱半 金墨煅二钱

祐元汤 治同上。

甘草 滑石 瞿麦 车前子 木通 川芎 当归 白芍 生地

牡蛎散 治产后久淋不止。

牡蛎 龙骨各二钱 川芎 生地 茯苓 当归 人参 艾叶 地榆各一钱 炙甘草五分

参术膏 治产时误损尿胞,以致小便不禁。

人参 白术等分

煎膏,每三匙,汤下。

抵圣汤 治产后呕吐。

赤芍　半夏　泽兰　陈皮　人参各一钱

桔梗半夏汤　治产后胃气不和。

桔梗　陈皮各二钱　半夏八分　姜三片

和胃汤　治干呕。

丁香　半夏　枳实　白蔻仁　麦芽　川芎　当归　白芍　地黄　姜　枣

犀角地黄汤　治产后衄血。

犀角　丹皮　白芍各一钱　生地四钱

石斛牛膝汤　治产后腿痛。

石斛　牛膝　木瓜　白芍　枣仁　生地　杞子　茯苓　黄柏　甘草　车前子

泽兰汤　治产后出血太多，肝虚火炎。

龙齿　茯神　生地　当归　牛膝　远志　枣仁　泽兰

石斛散　治产后血虚惊悸。

人参　枣仁　茯神　远志　白芍　石斛　麦冬　炙草　五味子　桂圆

汤下

熟地黄汤 治产后虚渴等症。

人参_{四钱} 花粉_{六钱} 炙草_{一钱} 麦冬_{二钱} 熟地_{五钱} 姜 枣

木通散 治产后小便不通。

木通 滑石 葵子 槟榔 枳壳 甘草

延胡索散 治产后儿枕腹痛。

延胡索 当归_{各一两} 赤芍_{五钱} 肉桂_{三钱} 琥珀_{另研} 炒蒲黄_{各二钱半} 红花_{二钱}

每末二钱,食前童便酒服。

楂苏汤 治同上。

山楂_{一两} 苏木_{三钱}

归尾泽兰汤 治同上。并恶露不下。

归尾 泽兰 牛膝 红花 延胡索 桃仁_{各一钱}

血竭破棺丹 治血晕。

血竭 乳香 箭头巴豆

研为丸。冷酒下。

当归血竭丸 治恶露停结。

当归　血竭　蓬术　五灵脂

醋糊丸。酒下。

孤凤散　治产后不语。

明矾研末一钱,热水下。

五灵脂汤　治产后闪伤。

归尾　陈皮　白术各一钱　川芎　白芍　茯苓　人参各八分　炙草三分　五灵脂五分　加砂仁

代赭石丸　治同上。

丹皮　炮姜　发灰　酒白芍　醋煅代赭石　醋地榆　酒生地

小柴胡汤　治产后郁冒,便难,呕不能食,汗多病痓,及草蓐露风,四肢烦热头疼等症。

人参　黄芩　生姜　甘草各三两　柴胡半斤　半夏半升　大枣十二枚

水一斗二升,煮六升,去渣再煎三升,温服一升,日三。

芍药汤　治产后虚热头痛,及腹中拘急。

白芍　熟地　牡蛎各五钱　桂心三钱

日三服。

三物黄芩汤　治妇人在蓐得风,四肢烦热,头不痛。

黄芩　苦参各二钱　生地四钱

煎,适口温服,日二服,多吐下虫。分量加增至一二倍亦可。

济危上丹　治产后去血过多,气无所主,以致唇青肉冷,汗出目瞑神昏,命在须臾,此虚极生风也,急服此丹,若以风药治之则误矣。

乳香　五灵脂　硫黄　元精石　另研极细　阿胶蛤粉炒　生卷柏　桑寄生　去白陈皮等分

先将上四味末和,入金石器内,微炒勿令焦,再研极细,再入余药末和匀,生地汁丸,每二十九,食前温酒下。

防风当归散　治产后痉。

防风　当归　川芎　生地各一两

每咀片一两,水煎。

增损柴胡汤 治产后感异症,手足搐搦,涎潮昏闷。

柴胡三钱　黄芩一钱二分　人参　炙草半夏各钱半　知母一钱　石膏二钱　黄芪二钱半

咀片,分二服,加姜三枣二,不拘时。

秦艽汤 增损柴胡汤症已去,次服此方,去其风邪。

秦艽　白芍　柴胡各一钱七分　黄芩　防风各一钱二分　炙草一钱三分　人参　半夏各一钱

咀片,分二帖,加姜三片煎,食远服。

三分散 治产后日久,虚劳发热。

四物汤加　白术　茯苓　黄芪各一钱　柴胡　人参各钱半　黄芩　半夏　甘草各五分　姜三枣二

食前服。

胃关煎 治产后肾气虚寒,泻利腹痛。

熟地三五钱或一两　炙草一二钱　山药

白扁豆炒各二钱　炒焦干姜一二三钱　泡吴萸五七分　白术一二三钱

食远温服。

排气饮　治产后气逆食滞,胀痛等症。

陈皮　藿香　枳壳各钱半　厚朴一钱　泽泻　乌药　香附各二钱　木香七分至一钱

热服。

大和中饮　治同上。

陈皮一二钱　山栀　麦芽各二钱　枳实一钱　砂仁五分厚朴　泽泻各钱半

食远温服。

大严蜜汤　治素有宿寒,因产大虚,寒搏于血,血凝不散,上冲心之络脉,故作心痛。

酒当归　熟地　吴萸炒　白芍炒　干姜炒　独活　桂心小草各一钱　细辛　甘草各五分

一方熟地换生地。

紫金丹　治产后冲胀,胸中有物,状如噫气。

代赭石　礌砺石等分

醋糊丸。每二三十丸，酒下。胸中痛，当归汤下。久服。治血癖。

又方　治同上。

代赭石一两　桃仁泥炒三钱　大黄五钱

薄荷汤打糊丸。

七圣丸　治产后风气壅盛，面目四肢浮肿，涕唾稠粘，咽干口燥，心胁胀满，大便秘，小便赤，睡卧不宁。

酒蒸大黄　川芎　桂心　槟榔　木香各五钱　郁李仁　羌活各一钱

蜜丸。每十五丸，食后汤下。山岚瘴地，最宜服。量虚实加减。如浮肿，又头痛昏冒，加川芎、羌活，谓风多也。如只浮肿，但用本方。

通瘀饮　治产后恶露不通，心慌昏沉，寒热交攻者。

归尾　大黄各三钱　白术　木通各一钱　红花五分　桃仁泥三十粒

水一碗,酒一小盏,煎三沸,入桃仁再煎一沸,温服。

牛角鰓丸 治恶血不绝,崩血不可禁,腹中绞痛,气息急。

发灰一两　阿胶二两　代赭石　干姜三两　生地四两　马蹄壳烧一个　牛角鰓酥炙五两

蜜丸。

加味四物汤 治产后血崩如豆汁,紫黑过多者。

四物汤加　蒲黄　阿胶　蓟根　白芷

加味四物汤 治产后月余,经血淋沥不止,此陷下者必举之也。

四物汤加　升麻　白芷各一钱　血余灰另入五分

千金方 治恶血不尽,或经月及半年者。

升麻三两　清酒五升

煮取二升,分二服。

没药丸 治恶露方行,而忽然断绝,骤作寒热，腹脐百脉皆痛如锥刺非常。此由冷热不调，或思虑动作，气所壅遏，血畜经络。

当归一两　白芍　桂心各五钱　桃仁炒没药研各二钱半　䗪虫去翅足炒　水蛭炒焦各二十枚

醋糊丸，梧子大。淡醋汤下三丸。

产后调理方　产后服此，永无疾病。

香附一斤醋童便各浸三日将艾叶同煮干取出打为饼晒干为细末　归身酒炒　熟地各四两　川芎三两

酒糊丸。汤下。

产后主方　治同上。

当归　白术　丹皮各一钱　益母草三钱　川芎八分　红花七分　陈皮五分　甘草三分

有瘀腹痛，加延胡索八分。痛甚，加肉桂三分、楂炭一钱。身热汗出，加黄芪一钱。但身热，加茯苓三钱。汗出神虚，加人参一钱。心虚胆怯，加远志、枣仁各一钱。腰痛,加牛膝、杜仲、川断各一钱。风寒发热,及停食恶心,或泄泻减食,宜另斟酌。

断产方^附神效,不伤人。

四物汤各五钱加芸薹子二钱

经行后,空心温服。

又方 治同上。

蚕子故纸,方圆一尺,烧为末,经后酒服,终身不孕。

卷 五

带 下

带下之因有四：一因气虚，脾精不能上升而下陷也；一因胃中湿热及痰，流注于带脉，溢于膀胱，故下浊液也；一因伤于五脏，故下五色之带也；一因风寒入于胞门，或中经脉，流传脏腑而下也。

然有赤白之分者何也？赤者属血属热，热入小肠而成。若实热郁结，则为赤白带下。

白者属气属寒，寒入大肠而成。因血少复亡其阳，故白滑之物下流。亦有湿痰流注下焦，或肝肾阴淫之湿，或缘惊恐而木乘土位，浊液下流。或色欲太甚，肾经亏损之故。或产多之妇，伤血伤液，皆能成带下之疾。宜概用莲须、杜仲、续断之辈。大抵属痰与热者居多，以湿热下注而化痰也，宜投止涩升提之品。寒者十无一二，宜投鹿角胶温涩之品。然总要健脾燥湿，升提胃气，佐以补涩，如茯苓、白术、柴胡、川芎之类。

总之，妇人多郁，郁则伤肝，肝伤则脾受克，湿土下陷，脾精不守，不能输为营血，而白物下流，宜开郁补脾。

若色如浓泔臭秽者，湿热甚也，宜二术、苓、柏、半夏、车前，佐以升提。

下如鸡子白状，脾肾虚也，腰腿酸疼，面目浮肿，必脾肾双补，宜归脾丸、八味丸。

妇人又多忧思恚怒，伤损心脾，肺脏之火时发，血走不归经，而患赤白带下。白是脾虚，盖肝气郁则脾受伤，脾伤则湿胜，皆由风木郁于地中使然耳，宜开提肝气，助补脾元，宜补中益气汤加茯苓、枣仁、山药、苍术、黄柏、麦冬，或六味丸加杜仲、牡蛎、牛膝、海螵蛸。

若阴虚火盛,则以滋阴清火为要,宜六味丸加五味子、杞子、黄柏、车前、菟丝子。昔人云:崩中日久,变为白带,漏下多时,骨水枯竭。何谓也?盖崩久气血虚脱,故白滑之物,下流不止也,必大补之。

赤带多因心火,时炽不已,久而阴血渐虚,中气渐损,而下赤矣,必养心和肝,缓中凉血清气之品。若赤带久不止,必血虚矣,宜胶艾四物汤加麦冬、杏仁、牡蛎。带下之因,不外乎此。

其详更有可述者,如白带腥臭,多悲不乐,阳气虚衰者,大寒也,宜桂附汤。

脉息沉微,赤白带下,腹中痛,阴中亦痛,经来愆期,子宫虚冷,不能成孕者,寒甚也,宜《元戎》六合汤。

白带久不止,脐腹冷痛,阴中亦痛,经水不止,或因崩后,脉弱无力而酸疼,由于虚也,宜东垣固真丸。

产后去血多,经水不调,白带如倾,淋沥臭秽,亦由虚也,宜卫生汤。

内热脉数,赤白带下不止,由于热也,宜杞子、生地。

内火盛,阴虚烦热而赤白带下,或七情所伤,脉数而带下,亦由于热也,宜二黄三白丸、白芷散,或益母草末酒服。

肥人白带,阴户痛,身黄皮缓体重,阴中如水湿也,宜升麻燥湿汤。

湿而挟热,大便或泄或闭,小便塞,脉涩而气盛,湿热也,宜十枣汤。

下身畏冷,带下如鸡子白,脾肾虚惫也,宜补骨脂丸加肉桂。

漏血久冷,赤白带下,月水不调,面黄肢弱,经水或多或少,如栀子汁,如屋漏水,血虚而寒也,宜血虚带下方。

白带淫水不绝,精神虚损也,宜八珍汤加升麻、南星、半夏、陈皮、香附。血气不调,湿热白带,四肢倦怠,五心烦热,痰郁嘈杂也,宜解带散。

脉数而白带不止,七情所伤也,宜侧柏樗皮丸。

女人癥瘕痃癖，腹胀胸满，赤白带下，久患血气虚弱，痿黄无力，乃由寒湿也，宜大圣万安散。

赤白带下不止，燥热烦渴，由湿热郁于下焦之分也，宜《宣明》导水丸，劳役过度，饮食不节，损伤脾胃，以致阳气下陷，白带久不止也，宜补中益气汤。

时时带下，由胃虚有痰，饮食减少，中气不和也，宜六君子汤。

健忘怔忡，惊悸不寐，怠惰体困，不思饮食，时常白带不止，由思虑过伤心脾也，宜归脾汤。脐下冷，撮痛，阴冷大寒，而白带时下也，宜延胡苦楝汤。

劳伤血脉，胞络受寒，小便白浊，日夜无度，脐腹疼痛，腰膝无力也，宜内金鹿茸丸。

癫疝，白带下注，脚气，腰以下冷，尿数，与白带长流而不禁固，肌瘦身重，面白，目无见，行步欹侧，腿膝枯细，大便闭，心下痞闷，懊憹，饮食不下，背寒，此上中下三阳真气俱竭也.故哕呕不上,为胃寒已极,脉沉紧而涩,按之空虚,为阴寒已间歇,宜酒煮当归丸。

老年白带白淫不止,日久淋沥,皆气多血少,虚寒力衰也,宜老年白带方,十全大补汤加益智仁。

室女带下纯白,冲任虚寒也,宜白薇丸。

寡妇师尼室女,郁火盛炽,阴户或痒或痛,而成赤淋,乃血热也,宜泻膀胱之火,宜赤淋丸。其或白淋,则气虚也,宜乌金丸、乌艾丸。如足以治带病,宁有或遗哉。

脉　　法

《脉经》曰:诊妇人漏血,下赤白,日下血数升,脉急疾者死,迟者生。又曰:诊妇人漏下赤白不止,脉小虚滑者生,大紧实数者死。又曰:妇人带下脉浮,恶寒者,不治。又曰:妇人带下,六极之病。脉浮则为肠鸣腹满,紧则为腹中痛,数则为阴

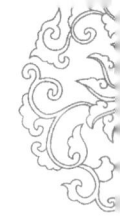

中痒痛生疮,弦则阴中掣痛。

李梴曰:肾脉浮迟,主患带浊。

带下原由症治

孙思邈曰:诸方说三十六疾者,十二癥,九痛,七害,五伤,三痼不通是也。何谓十二癥?是所下之物,一曰状如膏,二曰如黑血,三曰如紫汁,四曰如赤肉,五曰如脓痂,六曰如豆汁,七曰如葵羹,八曰如凝血,九曰如清血,血似水,十曰如米泔,十一曰如月浣,乍前乍却,十二曰经度不应期也。何谓九痛?一曰阴中伤痛,二曰阴中淋沥痛,三曰小便即痛,四曰寒冷痛,五曰经来腹中痛,六曰气满痛,七曰汁出阴中如有虫啮痛,八曰胁下分痛,九曰腰胯痛。何谓七害?一曰窍孔痛不利,二曰中寒热痛,三曰小腹急坚痛,四曰脏不仁,五曰子门不端引背痛,六曰月浣乍多乍少,七曰害吐。何谓五伤?一曰两腹支满痛,二曰心痛引胁,三曰气结不通,四曰邪思泄利,五曰前后痼寒。何谓三痼?一曰羸瘦不生肌肤,二曰绝产乳,三曰经水闭塞。病有异同,方亦不一。又曰三十六种疾,皆由子脏冷热,劳损而下起于阴内也。

陈自明曰:带下有五因,经行产后,邪入胞门,传于脏腑而致之。若伤足厥阴肝经,色如青泥。伤手少阴心经,色如红津。伤手太阴肺经,形如鼻涕。伤足太阴脾经,色如烂瓜。伤足少阴肾经,黑如衃血。人有带脉横于腰间,如束带之状,病生于此,故名为带。

成无己曰:东垣云:血崩久则亡阳,故白滑之物下流,未必全拘于带脉。亦有湿痰流注下焦。或肾肝阴淫之湿胜,或因惊恐而木乘土位,或思慕为筋痿,戴人以六脉滑大有力,用宣导之法,此泻其实也。东垣以脉微细沉紧,或洪大而虚,用补阳调经,乃兼责其虚也。丹溪用海石、南星、椿根皮之类,乃治其湿痰也。窃谓前症皆当壮脾胃升阳气为主,佐以各经见症之药。色青属肝,小柴胡加山栀、防风。湿热壅滞，小便赤涩，龙胆泻肝汤。肝血不足，或燥热风热，六味丸。色赤属心，小柴胡加山栀、当归。思虑过伤，妙香散。色白属肺，补中益气汤加山栀。色黄属脾，六君子加山栀、柴胡。不应，归脾汤。色黑属肾，六味丸。气血俱虚，八珍汤。气血下陷，补中益气汤。湿痰流注，前汤加茯苓、半夏、苍术、黄柏。气虚痰饮下注，四七汤送六味丸。不可拘肥多痰瘦多火，而以燥湿泻火药轻治之。

张从政曰：《圣惠方》以带下由风冷，巢氏内篇又以为寒则多白，热则多赤。二家之说皆非也，盖以冲任督三脉，皆统于篡户循阴气，行廷孔溺孔之端，以带脉束之。因诸经上下往来遗热于带脉之间，热者血也，血积多日不流，火则从金之化而为白，乘少腹间冤热，白物滑溢，随溲而下，绵绵不绝。或有痛者，则因壅碍而成痛也。《内经》曰：少腹冤热，溲出白液，冤者屈带也。病非本经，为他经冤抑而成此疾也。犹之赤白痢，赤者新积属心火，白者旧积从肺金，故赤白痢不可曲分寒热。又如痈疽，始赤血，次溃白脓，又岂为寒哉？且赤白痢者，是邪热传于大肠，下广肠，出赤白也。带下者，传于小肠，入脐经，下赤白也，据此二症，皆可同治湿法以治之，先以导水丸、禹功散泻讫。次以淡剂降心火，益肾水，下小溲，分水道，则自愈。然有此法，又不可偏执，更宜详其虚实而用之。《内经》惟肠澼便血，血温身热者死。赤白带下，白液白物，蛊病、肾消，皆不能死。人有死者，药之过也，室女同。

戴思恭曰：赤白带下，皆因七情内伤，或下元虚冷，感非一端。大率下白带多，间有赤者，并宜顺气散吞震灵丹，仍佐艾附圆，或米饮调沙参末。带下不止成尪羸者，四物加煅牡蛎五分，吞固真圆，多服取效。有带疾愈后，一二月或再发，半年一发，先血而后下带，来不可遏，停畜未几，又复倾泻,此名漏带,最难治者也。下截之血,小腹主之,有因血虚而虚热陷下小肠,致小便涩痛,色白如泔,或成砂粒,不可作淋治,用冷剂。宜四物五苓各半帖和煎。

李梴曰:瘦人多热,脉数,外症潮热,乃阴虚火盛也,芩柏樗皮丸不止,用地骨皮一两、生地五两、酒十盏煎三盏,分三服。肥人多湿,身黄脉缓,阴户如冰或痛,白带,升阳燥湿汤。湿痰流下,渗入膀胱,二陈加二术、升、柴。因日久淋沥不已,或崩中暴下,或产后去血过多,以致阴亏阳竭,荣气不升,经脉凝注,卫气下陷,精气累滞于下焦,蕴积而成,白滑如涕,下流腥臭者,黄芪建中汤,去桂加当归煎,吞苦楝丸。始因亡血,复亡其阳,阳气虚极,带下腥臭,多悲不乐,附桂汤,常用酒煮当归丸。风邪入胞门,或中经脉,流传脏腑,俱宜胃风汤,或单地榆散。平时阴阳过多,及产后亡血下虚,风邪乘虚入于胞络,暖宫丸加姜、附、吴萸。孕妇带下,全是湿热,芩术樗皮丸。室女经水初下,一时惊悸,或浴以冷水,或当风取凉,故经水止而即患带下,琥珀朱砂丸。又有白淫一症,如白精之状,不可误作白带,过服热药。

王肯堂曰:有湿痰而弱不禁攻者,燥之。热湿宜凉燥,寒湿宜温燥。带下久而枯涸者濡之,常以四物料蜜丸服,以此疗年高妇人白带良验,为润剂也。有脉微食少,及久病曾经攻下者,俱非虚治,有热用凉补,无热用温补。有因肠间败脓,淋露不已,腥秽殊甚,遂至脐腹更增冷痛,卒无巳期者,治须排脓为先,白芷一两,单叶红蜀葵根二两,白芍、枯矾各五钱,蜡丸,空心及饭前,米汤下十丸或十五丸,候脓尽,仍别以补药补之。

吴昆曰:白芷性香而升举,黄荆实性辛而利气,瓦楞子性燥而胜湿,炒焦则火可生土,土可防水,煅粉则燥可胜湿,湿胜则无以下注而白带止。此古人于此三物,有单用一物以止之也。又曰：葵花禀草木之阴，涵天地之阳，故能润燥升阳，使营卫上行，不复陷于带脉之下而为带下，故以之治带病也。又曰：妇人无病容，单下白带者，责之湿热下注，妇人久病赤白，并责之气血下陷，多成瘵也。又曰：气陷下焦，则白带。血陷下焦，则赤带。必涩药止之，将未尽之带留而不去。以利药下之，则既损其中，又伤其下，皆非治也。《千金》用白马毛散，以白马则得乾之刚，可以利气。毛得血余，可以固血。气利则白愈，血固则赤止。以此意也。龟鳖牡蛎，外刚内柔，离之象也，去其柔而用其刚，故可以化瘕。而赤白之成带者，无复中留，可使营卫之行不复陷下，营不陷则无赤，卫不陷则无白。

　　武之望曰：白淫，谓曰物淫如白精之状。又有日夜津流如清米泔，或如粘胶者，谓之白崩。与白淫大同，多忧思过度所致。用平补镇心丹。思伤脾胃者，四七汤下白丸子。痞闷少食者,沉香降气汤。劳伤肾气,心肾不交者,金锁正元丹。

治带下病方

胶艾四物汤 治妇人赤带。

四物汤加 阿胶 艾叶

桂附汤 治白带腥臭,多悲不乐,大寒。

肉桂一钱 附子二钱 黄柏 知母各五分

如食少常饱,有时似腹胀,加白芍五分。不思饮食,加五味二十粒。烦恼,面上麻木如虫行,乃胃中元气极虚,加黄芪二钱、人参七分、炙草三分、升麻五分。此方乃补阳气,极虚用知柏为引。用又升降阴阳药也。

元戎六合汤 又名元戎四物汤。治赤白带下,脉沉微腹痛,或阴中痛。

四物汤各一钱加 肉桂 附子各五分

一方 四物加茴香、肉桂。

东垣固真丸 治白带大下不止,脐腹寒痛如冰,阴中亦然,目溜火,齿恶热。

白石脂煅　柴胡各一钱　酒煮龙骨飞二钱　酒洗当归三钱　干姜炮四钱　酒黄柏　白芍各五分

糊丸。每三十丸,空心沸汤下,少顷,以粥压之,是不令热药犯胃。忌生冷硬物。

卫生汤　治带下由于热者。

白芍　当归　黄芪三钱　甘草一钱

二黄三白汤　治带下由于热者。

酒扁柏　川连　黄柏各五钱　醋香附　白石脂　白术　白芍各一两　椿白皮二两

白芷散　治赤白带下。

白芷一两　海螵蛸三钱　胎发煅,一钱

每末,二钱,酒下。

补骨脂丸　治年老人久带。

补骨脂　杜仲　醋牡蛎　五味子各三两　车前子二两　艾叶一两

老年白带方　治同上。

黄柏　五味　杜仲各四钱　萸肉五钱

补骨脂　牡蛎煅各三钱　醋香附八钱　砂仁　川椒　川芎　茯苓　车前子各二钱　醋炒艾叶一钱　醋化阿胶五钱　白芍六钱

鹿角胶丸。盐汤下。

血虚带下方　治带下由于血虚者。

四君四物二汤加　陈皮　杜仲　黄芪　香附　砂仁　黄柏　知母

蜜丸。

乌金丸　治赤白带下。

乌头　乌附　莪术　艾叶

共用醋煮烂，捣如泥，再以熟地，当归各四两，白芍，川芎各二两。

为末，和前药泥丸。淡醋汤下。

乌艾丸　治同上。

乌药二两半　艾叶六两　香附四两

将艾浸醋中十数日，再将香附后一日晒干，共为末，醋糊丸。酒下。

赤淋丸　治赤淋。

茯苓　生地　知母　黄柏　续断　杜仲　丹参　甘草　白芍

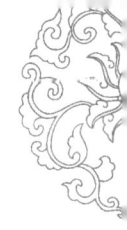

白马毛散 治带下赤白。

白马毛二两　龟甲四两　牡蛎一两十八铢　鳖甲十八铢

为末。空心酒下方寸匕，日三，加至匕半。如下白，取白马者。下赤，取赤马者。

小柴胡汤 治肝胆经症寒热往来，晡热潮热，默默不欲饮食，或怒火，口苦耳聋，咳嗽发热，胁下作痛，甚者不能展侧，两胁闷痞，或泄利，或吐酸食苦水，皆主之。治带下亦间用此加减。

柴胡二钱　黄芩一钱　人参　半夏各七分　甘草五分

归脾汤 治脾经失血，少寐，发热盗汗；或思虑伤脾，不能摄血，以致妄行；或忧思伤脾，血虚发热；或肢体作痛，大便不调；或经候不准，带下，晡热内热。

人参　白术　黄芪　茯苓　当归　龙眼　枣仁　远志各一钱　木香　甘草各五分　姜　枣

龙胆泻肝汤 治肝经湿热，两拗肿痛，或腹中疼痛，或小便涩滞等症。用此加减，治带下。

龙胆草 泽泻各一钱 酒生地 车前子 木通 酒当归 山栀 黄芩 甘草各五分

妙香散 治心气不足，精神恍惚，虚烦少睡，盗汗等症。亦用此加减治带下。

人参 甘草炒 桔梗各五钱 姜汁炒山药 茯苓 远志 茯神 黄芪各一两 朱砂另研三钱 麝香另研二钱 煨木香二钱半

每末二钱，温酒下。

四七汤 治七情郁结成痰，或如梅核梗于喉中，或中脘停痰气痞，或痰壅气喘，或痰饮呕逆恶心。亦治带下有痰者。

半夏钱半 苏叶 厚朴 茯苓各一钱

导水丸 治赤白带下，随宜酌用。大黄 黄芩各二两 黑牵牛头末 滑石各四两

水泛丸。临卧水下。

禹功散 治同上。

黑牵牛头末四两　炒茴香一两　或加木香一两

每末一二钱,临卧姜汁下。

芩柏樗皮丸　治瘦人多热,致成带下。

黄芩　樗白皮　黄柏　川芎　滑石　海浮石　青黛　当归　白芍

醋糊丸。

芩术樗皮丸　治孕妇白带。

黄芩　白术各三钱　黄柏钱半　樗皮　白芍　山萸各二钱半　白芷　川连各二钱

酒糊丸。温酒下。

琥珀朱砂丸　治室女带下。

琥珀　木香　当归　没药各四钱　乳香一钱　麝香　朱砂各二分半

水丸芡子大。每一丸,温酒磨下。

胃风汤　治风邪传肾带下,黑如衃血。

人参　茯苓　川芎　当归　白术　白芍　肉桂各七分　粟米百粒

三补丸　治赤带，兼服此丸。

黄芩　黄连　黄柏等分

蜜丸。汤下。

震灵丹　一名紫金丹。治妇人血气不足，崩漏虚损，带下虚冷，胎脏无子。

乳香另研　五灵脂另研　没药另研并去砂石各二两　朱砂飞一两　禹余粮石醋淬捣得碎为度

代赭石同粮石制　紫石英　赤石脂

以上四味，并作小块，入锅内，盐泥固济，候干。用炭十斤煅通红，火尽为度，埋地二宿，出火毒，糯米粉打糊，丸如芡子大。每丸空心醋汤送下。如有孕，不可服。

苦楝丸　治赤白带。

苦楝碎,酒浸　茴香炒　当归等分

酒糊丸。每三五十丸，空心酒下。腰腿疼，四物四两，加羌活、防风各一两，煎汤送下。

酒煮当归丸　治癫痫、白带下注，脚气，腰以下冷等症。

当归一两　茴香五钱　炮附子　良姜各七钱

上四味,锉如麻豆大,酒一升半,至酒尽为度,焙干研细末,入炒黄盐　丁香各五钱　全蝎三钱　柴胡二钱　升麻根　木香各一钱　苦楝子　炙草各五分　延胡索酒炒四钱

酒煮,面糊丸。每二十九,空心宿食消尽,淡醋汤下。忌油腻酒面生冷。

解带散　治湿热痰郁白带。

酒当归　醋香附各钱半　酒白芍　白术各钱二分　茯苓　苍术　陈皮　丹皮各一钱　川芎　延胡索各八分　炙草四分　加姜二片

空心服。

侧柏樗皮丸　治七情所伤白带。

椿根皮二两　醋香附　白芍　白术各一两　侧柏叶　川连　黄柏炒各五钱　白芷灰三钱

粥丸。

大圣万安散 治寒湿带下。

白术　木香　胡椒各二钱半　陈皮　黄芪　桑皮　木通各五钱　白牵牛炒取头末二两

每末二钱,临卧姜汤下,少顷,再饮姜汤数口催之,平明可行三五次,取下恶物,以粥补之。服此药,忌食荤酒晚饭。

延胡苦楝汤 治大寒带下。

延胡索　苦楝子各二分　黄柏一分　附子　肉桂各三分　炙草五分　熟地一钱

白蔹丸 治室女带下。

鹿茸二两　白蔹　狗脊制,去毛,各一两

醋艾煎汁,打糊丸。

内金鹿茸丸 治劳伤带浊。

鹿茸　黄芪　五味　鸡内金　肉苁蓉　远志　牡蛎　桑螵蛸　龙骨　附子等分

蜜丸。

金锁正元丹 治真气不足,呼吸短气,四肢倦怠,脚膝酸软,目暗耳鸣,盗汗遗精,及妇人白浊白淫等症。

肉苁蓉　巴戟　葫芦巴各一斤　补骨脂十两　五倍子八两　茯苓六两　朱砂三两　龙骨二两另研

酒丸。每二十九,盐汤下。

崩　漏

大凡女子自天癸既通而后,气血调和,则经水如期,不先不后,自无崩漏之患。若劳动过极,以致脏腑亏伤,而冲任二脉,亦虚不能约束其经血,使之如期而下。故或积久或不须积久,忽然暴下,若山之崩,如器之漏,故曰崩漏。究其原,则有六大端。一由火热,二由虚寒,三由劳伤,四由气陷,五由血瘀,六由虚弱。

何以见火热之所由也？或脾胃伤损,下陷于肾,与相火相合,湿热下迫,血色紫黑,臭如烂肉,中挟白带,则寒作于中,脉必弦细;中挟赤带,则全由热作,脉必洪数。其症兼腰脐下痛,两胁急缩,心烦闷,心下急，不眠，欲崩，先发寒热。平时临行经，亦发寒热。此必大补脾胃而升降气血。宜补中益气汤与凉血地黄汤相合加减用。或心气不足，心火大炽，旺于血脉之中，又脾胃失调，而心火乘之，肌肉颜色如常，此为心病。经水不时下，亦暴下不止。治必大补气血、脾胃，少加镇坠心火，以治其心，补阴泻阳，而崩自止矣。宜六味丸加黄连、麦冬。或肝经有热，血得热而下行，宜四物汤加柴胡、山栀、苍术。或风热郁于肝经，血得风而妄行，宜加味逍遥散。或怒动肝火，肝家血热而沸腾，宜小柴胡汤加山栀、丹皮、龙胆。或脾经郁热，血为热迫而不归经，宜归脾汤加柴胡、山栀、丹皮。或悲哀太过，损伤胞络，令血下注，宜四君子汤加柴胡、丹皮、山栀。或血为热伤，脉象虚洪，所下皆紫黑色，宜河间生地黄散。或血室有热，崩下不止，服温药不效，宜金华散。或天暑地热，阳来乘阴，经血沸溢，宜简易黄芩汤。以上皆火热所统之病也。

何以见虚寒之所由也？或心气不足，又劳役饮食不节，其脉两尺弦紧而洪，按之无力，其症脐下如冰，求厚衣被以御寒，白带白滑之物虽多，间下如屋漏水。下时有鲜血，不多，右尺脉时微洪，屋漏水多，暴下者，是急弦脉为寒多，而洪脉时见乃热少。合而言之，急弦者，北方寒水多也，洪脉时出者，命门包络之火也，黑物多，赤物少，合成屋漏水之状，宜丁香胶艾汤。此条脉症与方本东垣或经候过多，其色瘀黑，甚者崩下，呼吸少气，脐腹冷极，则汗出如雨，尺脉微小，由冲任虚衰，为风冷客乘胞中，气不能固，宜鹿茸丸。或气血劳伤，冲任脉虚，如经来非时，忽然崩下，或如豆汁，或成血片，或五色相杂，或赤白相兼，脐腹冷痛，经久未止，令人黄瘦口干，饮食减少，四肢无力，虚烦惊悸，宜伏龙肝散。或经血适下，过服寒凉之药等物，因愈崩漏，肚腹痞闷，饮食不入，发热烦躁，脉洪大而虚，由脾经气血虚而发躁，缓治则不救，宜八珍汤加炮姜。以上皆虚寒所统之病也。

何以见劳伤之所由也？或因劳役，令脾胃虚弱，气短气逆。自汗不止，身热闷乱，恶见饮食，肢倦便泄，漏下不止，其色鲜明，宜当归芍药汤。此条亦本东垣或思虑伤脾，不能摄血，致令妄行，并健忘怔忡，惊悸不寐。且心脾伤痛，怠惰少食，宜归脾汤。或忧思郁结，劳伤心经，不能为血之主，遂令妄行，宜柏子仁汤。或缘卒然大怒，有伤肝脏，而血暴下，宜养血平肝散。以上皆劳伤所统之病也。

何以见气陷之所由也？或经漏不止，鲜血，项筋急，脑痛，脊骨强痛，不思饮食，宜柴胡调经汤。或露下恶血，月水不调，或暴崩不止，多下水浆之物，皆由饮食不节，或劳伤形体，或素有心气不足。因饮食劳倦，致令心火乘脾，必怠惰嗜卧，四肢不收，困倦乏力，无气以动，气短上气，逆急上冲，其脉缓而弦急，按之洪大，得之脾土受邪也。脾主滋荣周身者也，心主血，血主脉，二者受邪，病皆在脉，脉者血之府也，脉者人之神也，心不主令，胞络代之。故曰：心之脉主属心系。心系者，胞络命门之脉也，主月事，皆由脾胃虚而心胞乘之。故漏下，血水不调也。况脾胃为血气阴阳之根蒂，当除湿去热益气，气上伸以胜其湿。又云：火郁则发之，宜调经升阳除湿汤。此条亦本东垣或冲任气虚，经脉不调，崩中漏下，宜断下汤。以上皆气陷所统之病也。

何以见血瘀之所由也？或血大至，纯下瘀血成腐，势不可止，甚则头目昏晕，四肢厥冷腹痛，宜胶艾汤。或血崩不止，昏迷不省，宜五灵脂散。或瘀积血崩，所下皆成五色，宜香附子散。或瘀积久而血崩，脐腹疠痛，宜立效散。或室女二七之期，天癸未至而后至，亦有卒然暴下，淋沥不止，有若崩漏者，其失血必多，宜加减四物汤。以上皆血瘀所统之病也。

何以见虚弱之所由也？或崩中不止，结作血片，如鸡肝色，碎烂，宜小蓟根汤。或崩血无度，虚损羸瘦，宜鹿茸散。或诸虚不足，久不受孕，骨热形羸，而崩中带下，宜补宫丸。或带下漏血不止，及风寒冷热劳损冲任，崩中暴下，腰重里急，淋沥不断，宜芎劳汤。以上皆虚弱所统之病也。就此六者，而分类推之，以究其原。崩漏之病，宁有遗哉。

然其治之，亦必有道矣。方氏云：血属阴，静则循经荣内，动则错经妄行。凡人七情过极，则动五志之火，五志之火亢甚，则经血暴下，久而不止，谓之崩中。如风动木摇，火燃水沸之类。治崩次第，初用止血以塞其流，中用清热凉血以澄其源，末用补血以还其旧。若止塞流而不澄源，则滔天之热不可遏；若止澄原而不复旧，则孤子之阳无以立。故本末不遗，前后不紊，方可言治。方氏此论，乃治崩要法。医者深悉乎六者之由,而运之以塞流、澄源、复旧三法,则庶几其得之矣。

脉　　法

仲景曰:寸口脉弦而大,弦则为减,大则为芤,减则为寒,芤则为虚,寒虚相搏,此名曰革。妇人则半产漏下,旋覆花汤主之。

《脉经》曰:问曰:五崩何等类?师曰:白崩者,形如涕。赤崩者,形如绛津。黄崩者,形如烂瓜。青崩者,形如蓝色。黑崩者,形如衃血也。又曰:诊妇人下赤白,日下血数升,脉急疾者死,迟者生。妇人带下,脉浮恶寒漏下者不治。又曰:尺脉急而弦大,风邪入少阴之经,女子漏白下赤。又曰:漏血下赤白不止,脉小虚滑者生,大紧实数者死。

陈自明曰:寸脉微迟,为寒在上焦,则吐血衄血。尺脉微迟,为寒在下焦,则崩血便血。大抵数小为顺,洪大为逆。大法当调补脾胃为主。又曰：尺寸脉虚者，漏血脉浮者，俱不治。

李梴曰：脉微弱为少气，女子崩中漏下，致面色焦枯，心脉独沉，主气郁下流，血崩去红。肾脉浮芤，肾虚也，女人则经漏，后部弹手、阴跷脉也，主里急。

崩漏原由症治

《素问》曰：阴虚阳搏谓之崩。又曰：少阳司天，初之气，风胜乃摇，候乃大温，其病血崩。

陈自明曰：妇人血崩而心痛甚，名曰杀血心痛，由心脾血虚也。若小产去血过多而心痛甚者亦然。用乌贼骨炒为末，醋汤调下妙。失笑散亦妙。

严用和曰：妇人平居，经脉调适，冲任二脉，互相涵养，阴阳二气不相偏胜，则月事时下。若将理失宜，喜怒劳役，过度伤肝，肝为血库，伤之则不能藏血于宫，宫不能传血于海，所以崩漏。漏下者，淋沥不断，病之轻者也。崩中者，忽然暴下，乃漏症之甚者也。倘久不止，面黄肌瘦，虚烦口干，脐腹冷痛，吐逆不食，四肢虚困，甚则为胀为肿者不治。

李杲曰：妇人脾胃虚损，致命门脉沉细而数疾，或沉弦而洪大有力，寸关脉亦然，皆由脾胃亏，下陷①于肾，与相火相②合，湿③热下迫，经漏不止。其色紫黑而臭，中有白带者，脉必弦细，寒作于中。中有赤带者，其脉洪数疾，其热明矣，必腰痛，或脐下痛，临经欲行，先见寒热往来，两胁急缩，兼见脾胃症，如四肢困热，心烦不卧，心下急，宜以大补气血之药，举养脾胃，微加镇坠心火之药治其心，补阴泻阳，经自止矣。又曰：妇人血崩，是肾水阴虚，不能镇守包络相火，故血走而崩也，凉血地黄汤。

朱震亨曰：东垣治法，洵不容易，但学者尤当寻思急则治标，用白芷汤调百草霜

① 陷：原作"隔"，据《兰室秘藏》改。
② 相：原作"收"，据《兰室秘藏》改。
③ 湿：原作"温"，据《兰室秘藏》改。

末,甚者用棕灰,后用四物加炒干姜调理。因劳用参芪带升补药,因寒用干姜,因热用黄芩。崩过多,先用五灵脂末一服,当分寒热。盖五灵脂能行能止,紫色成块者热也,四物加黄连之类。

李梴曰:崩漏之由,虚与热而已。治法多端,随症制宜。如经行犯房,劳役过度,气血俱虚,忽然暴下者,宜大补气血。气虚,四物加参、芪。血虚,四物加胶、艾、炒干姜。虚寒脐腹冷痛,伏龙肝散。膏粱厚味,致脾湿下流于胃,与相火合为湿热,迫经下漏者,解毒四物汤、四物坎离丸。饮食失节,火乘脾胃下陷,容颜似无病,而外见脾气困倦,烦热不卧者,宜补阴泻阳,升阳调经汤、升阳举经汤。子宫为四气相搏,血亦难停者:风搏,不换金正气散加川芎、官桂,四物加荆芥。寒搏,及年老久崩,伏龙肝散加附子、鹿茸、阿胶蒲黄丸。暑搏,单芩心丸,或益元散加百草霜。湿搏,升阳除湿汤。悲哀甚而包络绝,包络绝而阳气内陷，发则心下崩，数溲血者，备金散、四制香附丸。

徐春甫曰：崩漏最为大病，年少之人，火炽血热，房事过多，经行交感，俱致斯疾。大都凉血固涩，升气益荣，而可愈也。中年以上人，及高年寡妇，多是忧虑过度，气血俱虚，此为难治，必须大补气血，养脾升胃固血，庶保十之二三。若不早治，正如圯厦之难支也。盖血崩症，有因虚，有因热。虚则下陷，热则流溢。视其缓急标本治之。缓用四物加条芩、附子，急用神效丸。有因血脏虚冷，宜四物加黄芩、阿胶、参、芪。东垣谓崩带下久，有属于寒，不可一论。

王肯堂曰：冷者，脉紧细，手足寒，红而淡黑，或五色，当归建中汤加龙骨、血竭、附子，送下紫石英丸。热者脉洪，四肢温，心烦，口苦燥，血沸而成，黄芩汤、清心莲子饮。加竹沥、生地。甚者生地汁、磨京墨、百草霜冷服。虚者胶艾汤加麦冬、鹿茸、龙骨、枣仁。实者腹中痛,四物加香附。心虚者,恍惚多梦,健忘,舌强,盗汗,小便多而红,柏子仁汤,酸枣仁汤加龙骨、京墨、百草霜。若崩中,作麝香、当归、香者①。心气已散,急服灵砂、龙骨等。又曰:血者心之色也,血见黑即止,肾水制心火故也。又曰:凡血崩,脉沉弦而洪,或沉细而数,或崩而又兼久泻者,皆胃气下陷也,故以升举为要。

万全曰:崩中多因中气虚,不能收敛其血,加以积热在里,迫血妄行,故令暴崩。崩久不止,遂成下漏。治法,初病宜止血,四物调十灰散,以血止为度。次则清热,用凉血地黄汤。如血未尽,再吞十灰丸。血已尽止,里热尽除,然后补其虚,宜加味补中益气汤、地黄丸、参术大补丸。以平为度。

武之望曰:丹溪云:涎郁胸中,清气不升,故经脉壅遏而降下,非开涎不足以

---

① 者:疑为附之误。

行气,非气升则血不能归隧道,此论血泄之义甚明。盖开胸膈浊涎,则清气升,清气升则血归隧道,不崩矣。故其症或腹满如孕,或脐腹疼痛,或血结成片,或血出则快,止则闷,或脐上动。其治法,宜开结痰,行滞气,消瘀血。余尝谓丹溪先生善治痰,观此另得一种见解,不益信哉!

鳌按： 痰郁气遏,是崩漏中有此一症,非必定如是也。

治崩漏病方

补中益气汤 治脾胃虚损崩漏。

人参 黄芪 白术各一钱 炙草 当归 陈皮各七分 升麻 柴胡各三分

凉血地黄汤 治同上。又治血崩由肾水阴虚不能镇守包络相火,故血走而崩者。

生地 归尾各五分 黄连 黄柏 知母 藁本 川芎 升麻各二分 防风 羌活 黄芩 细辛 荆芥 炙草 蔓荆子

各二分　红花一分

归脾汤　治思虑伤脾,不能摄血,妄行崩漏。

人参　黄芪　白术　茯苓　当归　远志　圆眼　枣仁各二钱　木香　炙草各五分　姜三　枣一

加柴胡、山栀,名加味归脾汤。

河间生地黄散　治脉虚洪,血色紫黑。

生地　熟地　白芍　黄芪　天冬　杞子　柴胡　地骨皮

便血者,加地榆。

金华散　治血室有热而崩漏。

延胡索　瞿麦穗　当归　丹皮　干姜各一两　石膏二两　威灵仙　桂心各七钱　蒲黄五钱

每末三钱,水煎,空心温服,日二。

简易黄芩汤　治天暑地热,经血沸溢。

黄芩末三钱。

用秤锤烧红淬酒中,名霹雳酒下。

丁香胶艾汤 治漏下,屋漏水之状。

当归钱二分 白芍 熟地各三分 川芎 丁香各四分 艾叶一钱,后入 炒阿胶六分,后入

空心服,三服效。

鹿茸丸 治风冷客乘胞中崩漏。

鹿茸酥炙 赤石脂煅 禹余粮煅各一两 炮附子 艾叶 柏叶各五钱 当归 熟地 川断各二两

蜜丸。酒下。

伏龙肝散 治气血劳伤,冲任脉虚崩漏。

川芎三两 伏龙肝 赤石脂各一两 艾叶微炒 熟地各二两 麦冬两半 当归 干姜各七钱半 肉桂 甘草各五钱

每粗末四钱,加枣一枚煎。

当归芍药汤 治劳役伤脾胃崩漏。

黄芪钱半 白术 苍术 归身 白芍各一钱 熟地 陈皮各五分 生地 炙草各

三分　柴胡二分

柏子仁汤　治劳伤心经崩漏。

柏子仁　香附　川芎　鹿茸　茯神　当归各钱半　川断二钱　阿胶　远志各一钱　炙草五分　姜三片

养血平肝散　治大怒血崩。

当归　白芍　香附各二钱　醋青皮　柴胡　川芎　生地各八分　甘草五分

柴胡调经汤　治漏下鲜血。

羌活　独活　升麻　藁本各五分　苍术一钱　柴胡七分　葛根　当归　炙草各三分　红花少许

稍热服，取微汗，立止。

调经升阳除湿汤　治漏下恶血。

黄芪　苍术　羌活各钱半　防风　藁本　柴胡　升麻　炙草各一钱　当归　独活各五分

空心服，少时，以早膳押之。

五灵脂散　治血崩昏迷。

五灵脂炒热

温酒下末一钱。

香附子散 治崩下五色。

香附末,每二钱,米饮下。

断下汤 治冲任气虚崩漏,及经不调,并三十六种带病。

人参　熟地　醋艾叶各一两　乌贼骨灰　酒当归各二两　阿胶　川芎各七钱　炮干姜五钱

立效散 治血崩脐腹痛。

香附三两　当归一两　赤芍　良姜　五灵脂各五钱

每末三钱,酒一盏,童便少许煎。

加减四物汤 治室女下血。

四物汤四钱加　香附钱半　姜五片

如血色鲜,去熟地,加生地。

小蓟根汤 治阳伤于阴漏血。

小蓟茎叶捣汁　生地捣汁,各一盏　白术五钱

入水一盏,煎半,温服。

鹿茸散 治虚羸漏下。

鹿茸一两　龙骨　鳖甲　白芍　白石脂　续断　乌贼骨各二两　肉苁蓉两半

每末二钱，食前，米汤下。

补宫丸　治诸虚不足崩漏。

白薇　牡蛎　白芍　鹿角霜　山药　白术　白芷　茯苓　乌贼骨等分

糊丸。

芎劳汤　治四气劳损冲任下血。

川芎　吴茱萸　黄芪　白芍　生地　炙草各二两　当归干姜各一两

水一斗，煮三升，分三服。若经后有赤白不止者，去生地、吴萸，加人参、杜仲各二两。

伏龙肝散　治崩中下赤白，或如豆汁。

伏龙肝如弹子大七枚　生姜五两　生地锉四升　甘草　艾叶　赤石脂　桂心各二两

水一斗，煮三升，分四服，日三夜一。

四物坎离丸　治脾湿下流于肾，与相火合为湿热，迫经下漏，紫黑臭腐。

生地两半　酒浸熟地捣膏　当归身二两　酒白芍两半　酒黄柏　知母各一两　槐子　侧柏叶各一两,同炒　连翘六钱

蜜丸。

升阳举经汤　治饮食劳倦,暴崩不止,或下水浆,怠惰嗜卧,四肢困倦,及带下脱漏。

肉桂　川芎　红花各五分　细辛六分　人参　熟地各一钱　附子　独活　甘草各钱半　羌活　藁本　防风各二钱　白术　当归　黄芪　柴胡各三钱　桃仁十枚

咀片,分作四帖煎。夏月不用桂。

不换金正气散　治风冷血崩。

厚朴　陈皮　藿香　半夏　苍术各一钱　甘草五分

姜三片　枣一枚

升阳除湿汤　治湿盛血崩。

苍术一分　升麻　柴胡　防风　神曲　泽泻　猪苓各五分　陈皮　甘草　麦芽各三分

姜　枣

平补镇心丹　治白崩。

茯苓　茯神　五味　车前子　肉桂　麦冬各两二钱半　远志肉　山药　天冬　熟地各两半　枣仁二钱半　龙齿二两半　人参　朱砂各五钱

蜜丸。每三十丸，米饮下。

解毒四物汤　一名温清饮。治崩漏面黄腹痛。

四物汤各一钱加　黄芩　黄连　黄柏　山栀　生地各一钱

此四物汤与黄连解毒汤合剂也。

备金散　治血崩不止。

香附四两　归尾两二钱　五灵脂炒一两

每末三四五钱，空心醋汤调。

地黄丸　治足三阴亏损，经行数日不止，及带下无子。

熟地　山萸　芜荑仁　白芍微炒　代赭石各一两　僵蚕炒　炮干姜　厚朴各三钱

蜜丸。酒下，日三。

附录前人效方

五灰散 治下血不止成血崩。

莲蓬壳　百草霜　黄绢　血余　棕皮_{以上共烧存性}　山栀　蒲黄炒　血竭　京墨

每细末一二钱,调服。

十灰散 治下血不止。

锦片　木贼　棕皮　柏叶　干漆　艾叶　当归　血余　鲫鱼鳞　鲤鱼鳞

以上各烧存性,等分研末,入麝香少许,每末二钱。空心酒下。

十灰丸 治崩漏不止。

绵灰　黄绢灰　马尾灰　艾叶灰　藕节灰　莲房灰　油发灰　赤松皮灰　棕灰　蒲黄灰_{等分}

醋煮米糊丸。每五七十丸至百丸,空心米饮下。

卷六

妇女杂病

妇女者阴之集,常与湿居者也。男子之为道也以精,妇女之为道也以血。精为阳,此其所以成男子也。血为阴,此其所以为妇女也。盖自十四冲任脉通而天癸至,血气之存,外循经络,内荣脏腑,不失其度,则月事以时下,而诸疾不生。如不然者,阴气浮溢,百想经心,内伤五脏,外损姿容,月水去留,前后互异,瘀血停滞,中道断绝,其间伤损,不可具论。《圣惠方》云:妇女所以别立方者,以其气血不调,胎妊产生崩伤多异之故,旨哉言乎。可见妇女之不同于男子,妇女之病难治于男子数倍也。盖以男子之病,多由伤精。妇女之病,多由伤血。然而妇女之欲,每甚于丈夫,故感病亦每易于丈夫,又况嫉妒忧患,系恋爱憎,入之深,着之固。情不自抑,不知解脱,由阴凝之气,郁结专滞,一时不得离散,非若阳气之偶有所抑,毕竟易于发散,故其为病根深也。

夫妇女之病,莫有如经,莫有如胎,莫有如产前后,莫有如崩中带下,此数大端,别自有论。

此外有最易作而最难治者,一曰痨瘵,一曰积聚癥瘕,一曰浮肿。

其痨瘵之由,复有数种。或因先天气血不足,乍寒乍热,不思饮食,尪羸无力,宜滋阴百补丸。或吐衄,咳唾血,发热盗汗,痰嗽心惕,因虚劳而经水不调,宜滋阴地黄丸。甚或心肺俱损,血脉虚弱,皮聚毛落,亦因虚劳而致经水不调,宜滋血汤。其有先经水不调而致痨瘵者,则五心烦热,寒热如疟,或烦热潮热,盗汗痰嗽,宜逍遥散、加味逍遥散。至如室女思虑伤心,经闭成痨,则名干血痨,其候最难调治,只宜益阴血,制虚火,慎勿妄用通经破血之药,要法俗人不知宜柏子仁丸、泽兰汤。或因产后早犯房事,劳役过度,将理失宜,皆能致病,名曰产后痨,宜人参鳖甲散,胡氏牡丹散。又或血气既亏,为风冷所搏,则不能温于肌肤,使人虚羸憔悴,饮食不消。又或风邪两感于肺,肺受微寒,喘嗽口干头昏,百节痛。又或风邪侵于营卫,流及脏腑,寒热如疟,盗汗,背膊烦闷,四肢沉重,名目蓐痨,俗总谓之产后痨,宜黄芪丸、白茯苓散,当与产后篇参看。

积聚癥瘕者,本男女皆有之病,而妇人患此,大约皆胞胎生产,月水往来,血脉精气不调,及饮食不节,脾胃亏损,邪正相侵,积于腹中之所生。准绳谓推之不动为癥,推之动为瘕是也。试详言之。癥有二:一血癥。由脏腑气虚,风冷相侵,或饮食失节,与血气相搏,适值月水往来,经络痞塞,恶血不除,结聚成块,渐至心腹,两胁痛苦,害于饮食,肌肤瘦羸,宜桃仁、五灵脂、生地、牛膝、大黄、甘草。二食癥。亦由月信往来食生冷之物，而脏腑虚弱不能消化，与脏气搏结，聚而成块，盘坚不移也。瘕有八：一黄瘕。由经来或大小产后，血气未定，脏腑空虚，或当风便利，阴阳开合，关节四边中于风湿。邪从下入于阴中，积留不去所成。其症寒热身重，淋露不食，左胁下有结气拒按，宜皂夹散。二青瘕。由新产起行浣洗太早，阴阳虚，产门四边解散，子户未安，骨肉皆痛，手臂不举，又犯风湿所成。其症苦寒，洒洒入腹，烦闷，结热不散，恶血不除，聚在两胁下，藏于背膂，其后月水不通，或反不禁，宜青瘕坐导方。三燥瘕。由月水未尽，或以夏暑或以举重汗出，卒以恚怒，致月水与气相搏，反快凉饮，月水横流，溢入他脏，有热，则成燥瘕。大如半杯，上下腹中痛，连两胁下，上引心而烦，喜呕吐，腰背重，足酸削，忽遗溺，月闭，宜疗燥瘕方。四血瘕。由月事中止，饮食过度，五谷气盛，溢入他脏。或大饥寒，呼吸未调，而自劳动，血下未定，左右走肠胃间，留络不去，内有寒热，与月水合会而成。其症不可俯仰，横骨下有积气，坚如石，少腹急痛，背疼，腰腹挛，阴中若生风冷，月水来止不常，宜疗血瘕方、桃仁煎。五脂瘕。由月信初来，或生未满月而交，胞门伤，子户失禁，关节散，脏腑津流，阴道䐉动，百脉四解，子精与血气相遇，不能成子而成脂瘕。其症少腹重，腰背如刺，四肢不举，卧不安，左右走腹中痛，时少气，头眩，身体解㑊，苦寒恶风，二便血，月事来止不常，宜疗脂瘕方、导散方。六狐瘕。由月来悲忧，或风雨雷电惊恐，且受湿，心神恍惚，四肢振寒，体倦神散，邪入阴里不去而成。其症少腹滞，阴中肿，小便难，胸膈腰背痛，气盛善食，多所思，如有身状，宜疗狐瘕方。七蛇瘕。由月新止，阴阳未平，饮污井之水，食不洁之物，误吞蛇鼠之精，留脏不去而成。其症长成蛇形，在脐上下，或左右胁，不得吐气，上蚀心肝，少腹热，膀胱引阴中痛，腰痛，两股胫间痛，时寒热，月水或多少，宜疗蛇瘕方。八鳖瘕。由月水新至，其人作劳，适受风湿，恍惚觉悟，心尚未平，复见所好，心为之开，魂魄感动，五内消脱，或沐浴不以时出，而神不守，水气与邪气俱入至三焦中幕，玉门先闭，津液妄行，留络不去而成。其症形如小枰，小腹切痛，左右走，上下腹中痛，持之跃手，下引阴里痛，腰背亦痛，不可以息，月事不通，宜疗鳖瘕方。由此推之，又有近脐左右，各有一条筋脉急痛，大如臂，小如指，因气而成，如弦之状，名曰痃者。又有僻匿在两胁间，时痛时止，名曰癖者。皆由阴阳乖，经络痞，饮食滞，邪冷搏而成也。俱宜麝香丸。又有脏腑虚弱，气血劳伤，风冷入腹，与血相结，留聚浮假而痛，推移则动，名曰疝瘕者。乃由经产后胞中有恶血，复为邪结而成也，宜干漆散、黑神丸。又有所谓肠覃者，寒客大肠，与胃相搏,大肠为肺传送,寒则浊气凝结,日久便生瘜肉,始如鸡卵,大如怀胎,按之坚,推之动,月则时下,此气病而血未病也,宜觇露丸,或二陈汤加香附。又有所谓石瘕者,寒客下焦,血气俱为所闭塞,日益大,亦如怀子,但不得推移,且多坠小腹。与肠覃相类而实异,宜见睍丹。

要之妇人积聚之病,虽屡多端,而究其实,皆血之所为。盖妇人多郁怒,郁怒则肝伤,而肝藏血者也。妇人多忧思,忧思则心伤,而心主血者也。心肝既伤,其血无所主则妄溢,不能藏则横行,迨至既溢既行,离其部分。或遇六淫,或感七情,血遂瘀滞,而随其所留脏腑,所入经络,于是而百疾作,有如前种种恶症矣。

若夫月经偶闭,或产后恶露未尽,乘风取凉,为风冷所乘,便成瘀血,而此瘀在腹中,必至发热面黄,食少体瘦,然此但为瘀血而未成积聚等症者,不早图之,坚结成形,亦难免矣。

妇女浮肿之病，有先断经而后致四肢浮肿，小便不通者，乃血化为水，古人谓之血分，宜椒仁丸、人参丸。亦有先因小便不通，而后身面浮肿，竟至经水不通者，乃水化为血，古人谓之水分，宜葶苈丸。其原皆由外伤六淫，内伤七情，饮食失度，起居失宜，渐至脾胃受伤，失生发统摄之节，气与血俱乖而后然也。盖人身气血，本属相须，血者气之化，气者血之母，非气无以生血，非血无以养气。若经水不通，则血病，血病而气亦病矣。血不通而化水者，实是气壅不能化血，遂变为水也。薛氏云：月水不通，凝结于内，久而变为血瘕。血水相搏，亦为水肿。夫血凝成瘕，因而致肿，亦属于水，此症之故，则以血水相搏，既凝之血，亦从乎水者矣，当细思之。总之血分者，不可以水治。水分者，不可以血治。理固然也。以上皆最易作，而最难治之病也。

其有不易作，而实难治者。妇女阴中

之疾是已。如阴户肿痛不闭,寒热,溺涩体倦,少食,宜补中益气汤加升、柴,量入茯苓、山栀。阴户不闭,小便淋沥,腹中一物,攻动腹痛,宜逍遥散加柴胡、山栀、车前,皆由肝脾有伤之故。尝考《石室秘录》曰:妇人羞隐之处,不便明言,然大约非寒即热,今拟一方,先用归、芍各三钱,川芎一钱,熟地五钱,甘草、柴胡、白芥子各一钱,黄芩、炮姜各三分,水煎服之后,较前平善,则是虚症,随用四物治之可也。未好,则是热痛作祟,方中加栀子三钱治之,必奏效。此诚可谓善于试之者矣。至若阴疮阴挺一切等症,详载杂病源流前阴条,参考可也。

而妇女之疾,关系最巨者,则莫如乳,如乳岩、乳痈、乳吹等症,亦详杂病源流身形门,兹不赘。其有乳病者,女子十三四岁,经脉将行,或一月二次,或过月不行,致生此疾,多生于寡薄虚弱之人。每乳上止有一核,可治。若串成三四个,即难疗。

宜服败毒散加生地,再服黄矾丸,通用逍遥调经汤。其有乳硬者,多因厚味湿热之痰,停畜膈间,与滞乳相搏而成。又有滞乳,因儿口气吹嘘而成。又有拗怒气激滞而生者,煅石膏、瓜蒌子、青皮、甘草节,皆神效药也。然此病,若早治之,立消。有月经时悉是轻病者,到五六十岁无月经时,不可作轻易看也。其有未产而乳自出者,谓之乳泣,生子多不育。产后乳汁自出者,乃胃气虚,宜服补药止之,或治以漏芦散亦可。以上皆不易作而难治之病也。

此外若妇女气盛于血,往往无子,且变生诸症,头晕膈满,有所必至,抑气散、异香四神丸。

若血风体痛,寒热盗汗,颊赤口干,胸满痰嗽,月水不调,脐腹疗痛,瘕癖成块,宜人参荆芥散。

若风虚梦与鬼交,妄有所见,言语错乱,宜茯神汤。

若经水不调,血气攻注,遂至腹胁疼

痛,积聚成块,宜神仙聚宝丹。

若怒气伤肝,不能藏血,血失常经,以致肌肤手足间,俱有血线络隐然可见,宜橘归丸。则皆归女之病所不可忽者。至于寻常杂病,与男子略同者,已详杂病源流中,故可无赘。惟此种种,乃妇女所独,因不惮条载而缕述之焉。

脉　　法

《脉经》曰:妇人疝瘕积聚,脉弦急者生,虚弱者死。又曰:少阴脉浮而紧,紧则疝瘕,半产而堕伤。浮则亡血,恶寒绝严。

虚劳原由症治

王肯堂曰:劳倦所伤,用补中益气汤调治。乃暴病也,失治而有发热潮热,盗汗咳嗽诸症出焉,谓之虚劳。又复失治,而有皮聚毛落,饮食不为肌肤,骨髓中热,经闭不行诸症出焉,谓之瘵骨蒸热。至于传尸劳,别自一种。其原不起于劳倦,其流至于灭门。

鳌按：妇女虚劳，多半由于经血，即有由劳倦者，亦必内伤脾胃，及于冲任之故，不与男子虚劳一般。

《大全》曰：妇人冷劳，即无热虚劳也。由血气不足，脏腑虚寒，以致脐腹冷痛，手足时寒，月经失常，饮食不省，或时呕吐，恶寒发热，骨节酸疼，肌肤羸瘦，面色痿黄也。妇人热劳，即有热虚劳也。由心肺壅热，伤于气血，以致心神烦躁，颊赤头疼，唇干眼涩，口舌生疮，神思困倦，四肢壮热，饮食无味，肢体酸疼，心忡盗汗，肌肤日瘦，或寒热往来。当审其所因，调补气血，其病自愈矣。又曰：妇人有瘵骨蒸热，多因经行胎产，或饮食起居七情，重伤肝脾之所致。又有失于调摄，或过于攻伐而成，与男子治法，稍有不同，故方亦专治妇人。

薛己曰：无热虚劳，有内外真寒，有内外真热，有内真热而外假寒，有内真寒而外假热者。若饮食难化，大便不实，饮食畏寒，手足逆冷，面黄呕吐，不畏风寒，此内外真寒之症也，宜用附子理中汤以回阳，八味丸以壮火。若饮食如常，大便坚实，胸腹痞胀，饮食喜冷，手足烦热，面赤呕吐，畏见风寒，此内外真热之症也，宜用黄连解毒汤以消阳，六味丸以壮水。若饮食如常，大便坚实，胸腹痞胀，饮食喜寒，手足逆冷，面黄呕吐，畏见风寒，此内真热而外假寒也，亦用解毒汤、六味丸。若饮食少思，大便不实，吞酸嗳气，胸腹痞满，手足逆冷，面赤呕吐，畏见风寒，此内真寒而外假热也，亦用理中汤、八味丸。当求其属而治之。属谓心肾也《经》曰：益火之源以消阴翳，壮水之主以制阳光。使不知真水火之不足，泛以寒热药治之，则旧疾未去，新病复生矣。夫所谓属者，犹主也，谓心肾也。求其属者，言水火不足，而求之于心肾也，火之源者，阳气之根，即心也。水之主者，阴气之根，即肾是也。非谓火为心，源为肝，水为肾，主为肺也。又曰：有热虚劳，乃壮火食气，虚火煎熬真阴之所致也。王太仆云：如大寒而甚，热之不热，是无火也。热来复去，昼见夜伏，夜发昼止，是无火也，当治其心。如大热而甚，寒之不寒，是无水也。热动复止，倏忽往来，时动时止，是无水也，当助其肾。心盛则生热，肾盛则生寒，肾虚则寒动于中，心虚则热收于内。

窃谓此症，若由肝脾血虚，用四物参术。肝脾郁怒，小柴胡合四物。脾胃气虚，补中益气汤。肝脾血虚，加味逍遥散。肝经风热，加味小柴胡汤。心经血虚，天王补心丹。肺经气虚，人参补肺汤。肝经血虚，加味四物汤。大抵午前热属气分，用清心莲子饮。午后热属血分，四物加参、术、丹皮。热从左起，肝火也。实则四物加龙胆、山栀，虚则四物加参、术、黄芪。热从脐下起，阴火也。四物加参、术、知、柏，酒拌炒黑，又五味、麦冬、肉桂。不应，急用加减八味丸。不时而热，或无定处，或从脚心起，此无根虚火也，加减八味丸，及十全大补汤加麦冬、五味。

武之望曰:瘵骨蒸者,此主脉之病也。夫肾主骨,骨至于蒸,真阴竭矣,阳何以附,曰骨蒸者,由积热附于骨而然也。又曰:传尸、殗殜,复连、无辜,皆由脾胃亏损所致,其形羸瘦,腹胀泄痢,肢体无力。传于肾则盗汗不止,腰膝冷痛,梦鬼交侵,小便赤黄。传于心则心神忡悸,喜怒不时,颊唇赤色,乍热乍寒。传于肺则肺满短气,咳嗽吐痰,皮肤甲错。传于肝①则两目昏暗,胁下妨痛,闭户忿怒,五脏既病,则难治疗。

室女劳瘵

寇宗奭曰:人以气血为本,人之病,未有不先伤气血者。若室女童男,积想在心,思虑过度,多致劳损。男则神色消散,女则月水先闭。盖忧愁思虑则伤心,而血逆竭,神色先散,月水先闭。且心病则不能养脾,故不嗜食,脾虚则金亏,故发嗽。

---

① 肝:原作"肾",据文义改。

肾水绝则水气不荣,而四肢干痿。故多怒,鬓发焦,筋骨痿,若五脏传遍,则死。自能改易心志,用药扶持,切不可用青蒿、䗪虫等凉血行血之药。

薛己曰:《经》云:五谷入胃,其糟粕清液宗气,分为三隧,故宗气积于胸中,出于喉咙,以贯心肺而行呼吸。荣气者,泌其精液,注之于脉,化以为血,以荣四末,内养五脏六腑。若服苦寒之剂,复伤胃气,必致不起。

蓐劳症治

薛己曰:产后蓐劳,当扶养正气为主,六君子汤加当归。若脾肺气虚而咳嗽口干,补中益气汤加麦冬、五味。若因中气虚而口干头晕,补中益气加蔓荆子。肝经血虚而肢体作痛,四物加参术。肝肾虚弱而自汗盗汗,寒热往来,六味丸加五味。脾虚血弱,肚腹作痛,月水不调,八珍汤倍白术。脾虚血燥,皮肤搔痒,加味逍遥散。大抵此症,多因脾胃虚弱,饮食减少,以致诸经疲惫而作,当补脾胃。饮食一进,精气生化,诸脏有所倚赖,其病自愈。仍参虚损发热方论主治。

积聚癥瘕症治

薛已曰:妇人食癥,由形气弱,须先调补脾胃为主,而佐以消导。若形气充实,当先疏导,而佐以补脾胃。若气壅血滞而不行,宜用乌药、蓬术、肉桂、当归、桃仁、青皮、木香等分为末,每二钱,热酒调下,名乌药散,散而行之。如脾气虚而血不行,宜用四君芎归,补而行之。若气郁而血不行,宜用归脾汤,解而行之。若肝脾血燥而不行,宜加味逍遥散,清而行之。大抵食积痞块之症为有形,盖邪气胜则实,真气夺则虚。当养正辟邪,而积自除矣。又或问,癥一也,何以知是血癥。曰血外之症,昏闷烦躁,迷妄惊狂,痰呕汗多,骨热肢冷,其畜在下焦者,必脐下急结,外热内痛,尺脉洪而数也。

又曰:子和云:遗溺闭癃,阴痿浮痹,

精滑白淫,皆男子之疝也。若血痼,月事不行,行后小腹有块,或时移动,前阴突出,后阴痔核,皆女子之疝也。但女子不谓之疝,而谓之疝瘕。

乳疾形症

陈实功曰:初起红赤肿痛,身微寒热,无头眩口干微疼者顺。已成,焮肿发热疼痛,有时一囊结肿,不侵别囊者轻。已溃,脓黄而稠,肿消痛渐止,四边作痒生肌者顺。溃后,脓水自止,肿痛自消,新肉易生,疮口自合者顺。初起一乳通肿①木②痛,不红,寒热,心烦呕吐,不食者逆。已成,不热不红,坚硬如石,口干不眠,胸痞食少者逆。已溃不脓,正头腐烂,肿势愈高,疼痛愈盛,流血者死。溃后肉色紫黑,痛苦连心,浼气日深,形体日削者死。初起发热恶寒,头眩体倦,六脉浮数,邪在表,宜散之。发热无寒,恶心呕吐,口干作

---

① 肿:原作"痞",据《外科正宗》改。
② 木:原作"火",据《外科正宗》改。

渴，胸膈不利者，宜清之。忧郁伤肝，思虑伤脾，结肿坚硬微痛者，宜疏肝行气。已成焮肿发热，疼痛有时已，欲作脓者，宜托里消毒。脓已成而胀痛者，宜急开之。如脾胃虚弱，更兼补托。溃而不敛，脓水清稀，肿不消，痛不止，大补气血。结核不知疼痛，久而渐大，破后流污水，宜养血清肝。

张介宾曰：产后乳自出，乃阳明胃气不固，当分有火无火。而泄不止，由气虚也，十全大补汤。若阳明血热而溢者，保阴煎。肝经怒火上冲，乳胀而溢者，加减一阴煎。乳多胀痛而溢者，用温帛熨而散之。

治妇女杂病方

补中益气汤 治形神劳倦，或饮食失节，以致脾胃虚损，清气下陷。发热头痛。四肢倦怠，心烦肌瘦，日渐羸弱。

人参　黄芪　白术各一钱　炙草五分
当归　陈皮各七分　升麻　柴胡各二分

本方加生地、花粉,名加味补中益气汤。

补肺汤 治劳嗽。五脏亏损,晡热发热,自汗盗汗,唾痰喘逆。

人参　黄芪　紫苑　五味子各五分　熟地　桑皮各一钱

入蜜少许,食后服。

滋阴百补丸 治妇人劳伤气血,诸虚百损,五劳七伤,阴阳不和,乍寒乍热,心腹疼痛,不思饮食,尪羸无力。

香附一片用酒醋盐童便各浸一分焙　益母草半斤　当归六两酒洗　熟地姜汁炒　川芎　白术各四两　白芍三两　延胡索　人参　茯苓各二两　炙草一两

蜜丸。空心下五六十丸。

附子理中汤 治真阳不足,饮食难化,大便不实,肠鸣腹痛,饮食畏寒,手足逆冷。

人参　白术　炙草　干姜　附子等分

每咀片四钱,加姜十片煎。

十全大补汤 治妇人冷劳最妙。

人参　白术　茯苓　炙草　当归　白芍　川芎　熟地　黄芪　肉桂各二钱

逍遥散 治血虚劳倦，五心烦热，肢体疼痛，头目昏重，心忡颊赤，口燥咽干，发热盗汗，减食嗜卧。及血热相搏，月水不调，脐腹眼痛，寒热如疟。又主室女血弱阴虚，荣卫不和，痰嗽潮热，肢体羸瘦，渐成骨蒸。

当归酒洗　白芍酒炒　茯苓　柴胡各一钱　炙草五分

加姜三片、薄荷少许。一方无薄荷。加麦冬二十粒。如热甚，加丹皮、山栀。骨蒸，加知母、地骨皮。咳嗽加五味子、紫苑。吐痰，加半夏、贝母、瓜蒌仁。饮食不消，加山楂、神曲。发渴，加麦冬、花粉。胸中作热，加黄连、山栀。心慌，加远志、枣仁。吐血，加阿胶、生地、丹皮。自汗，加黄芪、枣仁。久泻，加炒黑干姜。遍身痛,加羌活、防风、川芎。以利关节。手足颤掉。加防风、荆芥、薄荷。气恼胸膈痞闷,加枳实、青皮、香附。怒气伤肝,眼目昏花,加龙胆、黄连、山栀。小腹痛,加香附、延胡索。经闭不通,加桃仁、红花、苏木。左腹血块,加三棱、蓬术、桃仁、红花。右腹气块,加木香、槟榔。

白茯苓散 治产后蓐劳。头目四肢疼痛,寒热如疟。

茯苓一两 四物汤各五钱 黄芪炙 人参 肉桂各五钱

先以水三盏,煮猪腰一对,姜三枣三,至二盏,煎药。

黄芪丸 治蓐劳寒热进退,头目眩痛,骨节酸疼,气力羸乏。

黄芪 鳖甲 当归各一两 川芎 白芍 肉桂 川断 肉苁蓉 柏子仁 牛膝 沉香 枳壳各七钱半 五味 熟地各五钱

蜜丸。

人参鳖甲散 治动作劳伤蓐劳。

鳖甲 黄芪各一两 牛膝七钱半 人参 茯苓 当归 白芍 麦冬 熟地 桃仁 桂心 甘草 桑寄生各五钱 川断二钱半

先煮猪腰一对，姜五枣三，取汁，入药末二钱，葱白三寸，乌梅一个，荆芥五穗，煎服。

胡氏牡丹散 治产后虚羸。发热自汗，欲变蓐劳。

当归 白芍 人参 五加皮 地骨皮各五钱 丹皮三钱 桂心 没药各二钱

每末二钱，入开元钱一枚，麻油蘸之，煎服，煎不可搅，吃不可吹。

柏子仁丸 治血虚有火成劳。

柏子仁 牛膝 卷柏各五钱 泽兰 川断各二两 熟地三两

炼蜜丸。

泽兰汤 治同上。并与前方兼服。

泽兰三两 当归 白芍各一两 甘草

五钱

每粗末五钱,煎服。

皂荚散 治黄瘕导方。

川椒 皂荚各一两 细辛两半

为末,以三角囊,大如指,长二寸,贮之,内阴中,欲便则出之,便已复内之,恶血出,洗以温汤,三日勿近男子。

疗青瘕坐导方 照方治。

戎盐一升 炙皂荚五钱 细辛一两

治法照前方,但卧,瘕当下。青如葵汁,养之如产法。

疗燥瘕方 照方治。

大黄如鸡子许 干姜二两 黄连三两 厚朴四两 桂心 郁李仁各一两 䗪虫熬三枚 鸡肶黄炙一枚

每末三钱,清早酒服,瘕当下。养如产法,三月勿交,无子者当有。

疗血瘕方 照方治。

大黄 当归各半两 皂荚 山萸各一两 细辛 戎盐各二钱半

猪脂丸如指大，每一丸，绵裹内阴中，正坐良久，瘕当下。养如乳妇法。

桃仁煎 治血瘕血积，经候不通。

桃仁　大黄各一两　䗪虫炒五钱　朴硝另研一钱

醋二升半，煎取升半，下大黄、桃仁、䗪虫，搅，煎至可丸。下硝搅匀，出之，丸梧子大。前一日不吃晚饭，五更温水下五丸，日午下如赤豆汁。或如鸡肝虾蟆衣状。未下再服，如鲜血来，即止。随以调补气血药补之，气虚血弱者忌用。

疗脂瘕方 照方治。

皂荚七钱半　矾石烧二钱半　五味　川椒　干姜　细辛各五钱

为末，香脂和丸，大豆许。著男子阴头以合阴阳。不三行，其瘕即愈。

导散方 治同上。

皂荚炙　吴萸　当归各一两　川椒　干姜　大黄　戎盐各二两　细辛　矾石烧　五味各二分

为末,以绢袋如指大,长三寸,盛满,内阴中,坐卧随意,只勿走,小便时去之,别换新者。

疗狐瘕方 照方治。

取新死鼠一枚,裹新絮,涂黄土,穿地坎,足没鼠身,置其中,桑柴火灼其上一日一夜,出之,研为末。肉桂心末二钱半,酒服二方寸匕。病当下,甚者不过再服。

疗蛇瘕方 照方治。

大黄　黄芩　芒硝各半两　甘草大如指者一尺炙　乌贼鱼骨二枚　皂荚酥炙六枚

水六升,煮数沸,去渣,下硝,适寒温服之。十日一剂,空腹服之,瘕当下。

疗鳖瘕方 照方治。

大黄两半　干姜　侧子各五钱　附子　人参各三钱七分半　䗪虫一寸匕　桂心一两二钱半　细辛　鲍①各七钱半　白术一两

为末,酒服,方寸匕,日三。

麝香丸 治妇人痃癖冷气,兼癥气心

---

① 鲍:音义同鳝。《玉篇》:"鱼似蛇者。"

腹痛不可忍。

麝香另研五钱　阿魏二钱半　五灵脂　三棱各七钱半　桃仁七钱　芫花醋炒　槟榔各一两　蓬术　桂心　没药　当归　木香各五钱

饭丸。每十丸，淡醋汤下，不拘时。

干漆散　治妇人疝瘕。久不消，令人黄瘦尪羸。两胁妨闷，心腹疼痛。

干漆炒　木香　芫花醋炒　赤芍　桂心　当归　琥珀另研　川芎各半两　大黄炒二两　牛膝七钱半　桃仁一两　麝香二钱半

每末一钱，不拘时酒下。

黑神丸　治疝瘕。

神曲　茴香各四两　川椒　丁香各五钱　槟榔四枚　漆六两半生半用重汤煮半日令香

右除椒漆外，皆半生半炒为细末，用前生熟漆和丸弹子大，又用茴香末十二两，铺阴地荫干，候干，并茴香收器中，至极干，去茴。治肾气膀胱痃癖，及疝坠五膈，血崩，产后诸血，漏下赤白，并一丸，分四服，下死胎一丸，皆绵灰酒下。难产，炒葵子四十九枚捣碎，酒煎下。诸疾不过三服，痃气十服，膈气癥瘕五服，血瘕三丸，当瘥。

见晛丹 治寒客下焦，血气闭寒而成瘕，日以益大，状如怀子，名曰石瘕。

炮附四钱 鬼羽箭 紫石英各三钱 泽泻 肉桂 延胡索 木香各二钱 血竭另研钱半 水蛭 槟榔二钱半 桃仁另研三十个 三棱五钱 大黄七钱

酒糊丸。每三十丸，醋汤食前下。

椒仁丸 治先经断，后浮肿，血化为水，名曰血分。

椒仁 千金子去皮研 甘遂 炮附子 郁李仁 黑牵牛 五灵脂 当归 延胡索 吴萸各五钱 芫花醋浸 石膏各三钱 胆矾一钱 蚖青 斑蝥各十个

面糊丸，梧子大。每陈皮汤下一丸。

葶苈丸 治先小便不利，后浮肿，水化为血，名曰水分。

甜葶苈炒另研　千金子另研各五钱　干笋末一两

枣肉丸,梧子大。每七丸,扁竹汤下。如大便利者,减葶苈、千金各一钱,加白术五钱。

人参丸　治经脉不利,血化为水,名曰血分。

人参　当归　大黄纸裹蒸切炒　瞿麦穗　桂心　赤芍　茯苓各半两　甜葶苈炒研一钱

蜜丸。每十五丸至二三十丸,空心米汤下。

抑气散　治气盛于血。

香附四两　陈皮　茯苓　甘草各一两

异香四神散　治同上。

香附四钱　陈皮　乌药各二钱　甘草一钱　姜　枣

人参荆芥散　治妇女虚劳。

人参　荆芥　生地　柴胡　枣仁　鳖甲　白术　枳壳　羚羊角各七分

半 桂心 川芎 当归 防风 丹皮 赤芍 甘草各五分 姜二片

加味逍遥散 治同上。

柴胡 白芍 当归 白术 茯苓 甘草 加知母 地骨皮 山栀 黄柏 桔梗 麦冬 生地

滋血汤 治同上。

当归 白芍 山药 黄芪炙 熟地各钱半 人参 川芎 茯苓各七分

滋阴地黄丸 治同上。

熟地四两 山萸 山药 天冬 麦冬 生地 知母 贝母 当归 香附各二两 茯苓 丹皮 泽泻各两半

蜜丸。

茯神汤 治同上。

茯神钱半 茯苓 人参 菖蒲各一钱 赤芍五分

橘归汤 治血线。

橘红四两 当归二两

蜜丸。酒下。

神仙聚宝丹 治积块。

琥珀另研 当归各一两 乳香 没药俱另研各二钱半 朱砂另研 木香另研 麝香另研各一钱

水丸，每两作十五丸。每服一丸，酒磨，温酒下。

清心莲子饮 治心烦发渴。

车前子 地骨皮 麦冬 黄芩 炙草各钱半 蜜黄芪 人参 茯苓 石莲肉各七分半

一方加远志、菖蒲各一钱。发热，加柴胡、薄荷。

附录前人效方

益母草丸 治妇人骨蒸劳瘦。月候不通。心神烦热。四肢疼痛，不能饮食。

益母草 青蒿各二斤 桃枝 柳枝各一握长一尺

先锉四味，用童便一斗，煎三升，去渣，熬成膏，再用柴胡 犀角屑 赤芍各一两 鳖甲二两 桃仁泥五两 天灵盖酥炙微赤

朱砂　木香　炙草各二两　麝香五钱

用前膏捣丸。每三十丸,乌梅甘草汤下,不拘时。

声　明

由于年代久远,在本书的重印过程中,部分点校及审读者未能及时联系到,在此深表歉意。敬请本书的相关点校及审读者在看到本声明后,及时与我社取得联系,我们将按照国家有关规定支付稿酬。

天津科学技术出版社有限公司